LA MAÎTRISE BIOENERGETIQUE DU CORPS

Par Jean-Luc NOE

Du même auteur :

- Les 9 Phases de la Spiritualité Appliquée
- Gladiateur Subversif
- Illusions et Désillusions du Développement Personnel

Chez le même éditeur :

- Reprenez le Pouvoir sur votre Métabolisme

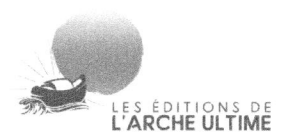

LES ÉDITIONS DE
L'ARCHE ULTIME

editionsarcheultime.com

©2021 tous droits réservés pour tous pays

Toute reproduction totale ou partielle interdite

SOMMAIRE

INTRODUCTION 3

CHAPITRE 1 - BIOÉNERGIE : LES FONDAMENTAUX 6

CHAPITRE 2 - VOTRE PREMIIÈRE LIGNE DE DÉFENSE : LE SYSTEME LYMPHATIQUE..46

CHAPITRE 3 - LA CORRELATION ENTRE LES INFECTIONS & MALADIES NEUROLOGIQUES 59

CHAPITRE 4 - ÉLÉVATION VIBRATOIRE : SORTIR DE LA MATRICE .68

CHAPITRE 5 - TRANSFORMER NATURELLEMENT SON ADN 84

CHAPITRE 6 - AUTRES RÉGLAGES PHYSIQUE : MAÎTRISER LE pH DE VOTRE SANG 100

CHAPITRE 7 - LES MEILLEURS OUTILS DU BIOMAGNÉTISME 110

CONCLUSION 136

A PROPOS DE L'AUTEUR..138

TEMOIGNAGES..142

INTRODUCTION

Il est facile de considérer le corps comme une machine ou une série de réactions chimiques. Pour l'entretenir, on vous recommande d'ailleurs de : dormir suffisamment, faire de l'exercice, bien manger et prendre des compléments alimentaires si nécessaire. Cela doit contribuer au bon déroulement des réactions chimiques de la machine.

Bien entendu, ce n'est pas la réalité. Les gens ne sont pas des machines. Nous sommes bien plus qu'une masse de réactions chimiques.

Pour connaître la véritable nature du corps, la façon dont les choses fonctionnent réellement au niveau cellulaire, il faut examiner comment l'énergie se déplace dans le corps. Si nous considérons le corps comme une série de processus électromagnétiques, plutôt que simplement chimiques, nous comprenons mieux comment les champs bioénergétiques du corps impactent la santé en général.

Les champs électromagnétiques sont créés lorsque des courants électriques circulent. Il est facile d'imaginer ce processus se produire lorsque vous allumez un interrupteur. Dans le corps, c'est la même chose. Le corps est lui aussi rempli de courants électriques. Prenons le cerveau par exemple : il envoie constamment des signaux électriques. Quant au cœur, il possède le champ électromagnétique le plus puissant du corps.

Une science s'intéresse à ces phénomènes électriques : la bioénergie.

Dans ce livre, vous allez plonger au cœur de cette science passionnante. Vous allez découvrir comment les champs électromagnétiques et éthériques impactent la santé, et comprendre leur fonctionnement. Vous serez capable de pouvoir l'exploiter pour améliorer votre propre santé.

La guérison électromagnétique et éthérique est à votre portée !

Bonne lecture.

Jean-Luc NOE

CHAPITRE 1 - BIOÉNERGIE : LES FONDAMENTAUX

La bioénergie examine le phénomène électromagnétique dans nos tissus biologiques, en étudiant non seulement la manière dont ces champs fonctionnent, mais aussi la façon dont nous pouvons utiliser les champs bioélectriques du corps pour guérir. L'utilisation d'ondes sonores pour briser les calculs biliaires comme alternative à la chirurgie est un bon exemple de l'utilisation de l'énergie pour la guérison. Notons également que pendant des siècles, l'acupuncture et la méditation ont été considérées comme des techniques de guérison par l'énergie.

Si nous considérons la maladie comme une perturbation de l'énergie dans le corps, nous pouvons alors lancer plus efficacement le processus de guérison. Une meilleure compréhension des champs bioénergétiques et la recherche de thérapies qui soutiennent la façon dont l'énergie se déplace dans notre corps sont des étapes essentielles pour traiter les maladies chroniques.

LES 5 NOTIONS DE BASE

Énergie - Toute matière physique soumise à la vitesse de la lumière se transforme en énergie. Toute matière est constituée d'énergie.

Charge - Cette propriété fondamentale de la matière représente les charges positives et négatives. Lorsqu'un atome a une charge négative, il a un surplus d'électrons. Lorsqu'un atome a une charge positive, il y a vraiment une pénurie d'électrons. Ce sont les électrons de l'atome qui dictent sa charge.

Fréquence - La vitesse à laquelle se produit une vibration qui constitue une onde, soit dans un matériau (comme dans les ondes sonores), soit dans un champ électromagnétique (comme dans les ondes radios et lumineuses).

Vibration - La loi de la vibration stipule que tout dans l'univers bouge et vibre ; rien ne se repose.

Électrons - Ils portent une charge négative et sont le principal vecteur de l'électricité dans les solides.

L'ÉNERGIE

Toute matière est composée d'énergie. Du plus petit grain de poussière à la plus grande planète, il y a un flux d'énergie. Le flux d'énergie est essentiel à notre compréhension des interactions bioénergétiques. Lorsqu'il s'agit d'énergie, le flux est tout. L'énergie ne se déplace pas de manière erratique, mais a besoin d'un cheminement fixe, comme un câblage dans les murs reliant les appareils d'éclairage à un interrupteur.

Le système circulatoire est un bon exemple de cheminement fixe du flux dans le corps. Le sang circule dans un courant, ou un chemin fixe, qui transporte l'oxygène et d'autres matériaux nécessaires dans tout le corps. Les perturbations du flux du système circulatoire se produisent lorsque des maladies surviennent, comme un blocage d'une artère qui provoque une maladie cardiaque.

LES CHARGES

En plus du flux, l'énergie a aussi une charge spécifique qui est une expérience de force ou quelque chose qui maintient le courant en mouvement. La charge peut être positive ou négative. Nous avons tendance à penser que le négatif est mauvais et le positif bon, mais les deux types de charges sont nécessaires à la bioélectricité.
La neutralité est l'absence de charge, qui est une perturbation de l'énergie. En d'autres termes, sans charge, il n'y a pas de courant.

Quant au courant, il s'agit d'une charge électrique en mouvement, qui se mesure en ampères. Vous pouvez avoir un courant continu, flux régulier de la charge, ou un courant alternatif, flux de va-et-vient. La loi d'Ampère stipule que tout courant électrique circulant dans un conducteur génère un champ magnétique autour de celui-ci.

Tout comme le système circulatoire, notre corps possède un système énergétique qui circule en permanence. Ce système bioénergétique est constitué de champs magnétiques dans tout le corps. Ce sont les organes qui génèrent des courants électriques qui circulent à travers les tissus et qui produisent donc des champs magnétiques à l'intérieur et autour du corps.

L'électricité, le magnétisme et la lumière sont des manifestations de ce même phénomène de champ électromagnétique. Les ondes électromagnétiques se déplacent dans l'espace à la vitesse de la lumière, les champs électriques étant perpendiculaires aux champs magnétiques. À noter qu'une longueur d'onde est égale à la distance entre les pics d'un champ. Ainsi, une charge en mouvement produit un champ électrique et un champ magnétique.

Les champs magnétiques dans notre corps peuvent également créer des courants (Faraday). De nombreux tissus du corps humain ont des structures hélicoïdales, comme l'ADN ou la structure du collagène. Le mouvement le long de ces bobines peut augmenter la capacité à induire des flux de courant dans les tissus, ce qui crée un flux d'énergie.

Le champ électromagnétique du corps envoie et reçoit continuellement des messages par le transfert d'énergie.

Ces signaux peuvent être perturbés par tout ce qui perturbe le flux d'énergie, provoquant ainsi des maladies. Lorsque vous avez une charge négative et une charge positive à proximité l'une de l'autre, vous générez un champ magnétique attractif. Il amène l'énergie vers lui. Lorsque vous avez deux charges positives dans le même voisinage, vous créez un champ magnétique répulsif. L'énergie s'en éloigne.

Ce concept d'attraction et de répulsion est essentiel à notre compréhension de l'énergie. Attirer l'énergie curative vers l'intérieur et repousser l'énergie nocive vers l'extérieur est la clé de la bioénergétique. Ce qui est passionnant, c'est que le flux d'énergie peut être traité par une variété de thérapies, ce qui permet notamment de guérir des maladies chroniques.

LA FRÉQUENCE

La fréquence est la façon dont l'énergie se déplace. C'est le taux de vibration qui se produit qui constituerait une onde. Pour mieux comprendre, imaginez l'eau qui s'écoule d'un robinet dans un seau. Une goutte lente provoque de lentes ondulations dans l'eau qui émanent du point où la goutte frappe l'eau dans le seau. Si l'eau s'écoule plus rapidement du robinet, cela crée plus d'ondulations dans le seau, ou une fréquence plus élevée.

L'utilisation d'ondes sonores pour enlever les calculs biliaires comme alternative à la chirurgie est un bon exemple d'ondes sonores à haute énergie pour produire une onde de choc (une onde qui se déplace plus vite que le son) à une fréquence sûre. Ces ondes sonores sont suffisamment puissantes pour briser un calcul biliaire sans blesser les organes qui l'entourent. Le taux de vibration de ces ondes est élevé et elles sont produites à une fréquence capable d'impacter le calcul.

La fréquence d'un champ d'énergie détermine s'il sera ou non nocif pour l'organisme. Pour reprendre l'exemple de l'eau qui s'égoutte dans le seau, la taille de la goutte d'eau peut varier et ne pas affecter la fréquence. Cependant, la fréquence de cette goutte affecte les ondulations de la surface et la vitesse à laquelle le seau se remplit. Un champ d'énergie, comme une goutte d'eau, peut donc être faible ou fort et ne pas affecter une personne. En revanche, une fréquence nocive peut affecter le corps.

Le rayonnement des téléphones portables est un bon exemple de fréquences nocives au quotidien. Elles sont censées être "sûres" car le rayonnement d'un téléphone portable est considéré comme une énergie faible. Cependant, les radiations des téléphones portables peuvent être extrêmement nocives en raison des fréquences qu'elles émettent.

LES VIBRATIONS

Les vibrations sont fondamentales pour comprendre l'impact de l'énergie et de la fréquence sur le corps. L'énergie est le fondement de toute vie, mais la vibration est la façon dont ces éléments se déplacent. Les fréquences, qu'elles soient basses ou élevées, sont des vibrations.

Un concept important à comprendre lorsqu'on parle de fréquence et de vibration : la résonance. La résonance est le processus par lequel un champ d'une fréquence particulière peut transférer l'énergie vibratoire d'un objet à un autre. La résonance est la façon dont une fréquence peut être curative ou nuisible.

Chaque être vivant a une fréquence qui lui est propre, un peu comme une empreinte de pouce. La fréquence est basée sur un certain nombre de facteurs, à la fois génétiques et environnementaux. Cette fréquence naturelle de chaque être vivant est appelée fréquence de résonance. Il s'agit du potentiel le plus élevé d'un tissu ou d'un organe. Structurer une fréquence de résonance avec une modalité thérapeutique signifie que la fréquence peut communiquer et transférer de l'énergie. Les pulsations qui agissent sur les champs magnétiques du corps et les remettent en mouvement sont des pulsations de vibration.

Le cerveau et le cœur sont deux exemples puissants de la façon dont la bioénergie peut affecter le corps. En raison de la nature du courant électrique que notre cœur - qui pompe constamment - génère, il possède le champ électromagnétique le plus puissant du corps. Le champ électrique du cœur est environ 60 fois plus important en amplitude que l'activité électrique générée par le cerveau. De plus, le champ magnétique produit par le cœur est plus de 100 fois plus puissant que le champ généré par le cerveau. Ce puissant champ magnétique peut être détecté jusqu'à trois mètres de distance du corps (source : Institut HeartMath).

Si le champ magnétique du cerveau n'est pas aussi puissant, les fréquences créées par le cerveau sont un peu plus complexes. Le système nerveux est un exemple de l'énergie du cerveau en action. Le système nerveux est un système électrique à l'intérieur du corps, un réseau de plus de sept milliards de nerfs. Ces nerfs envoient continuellement des messages entre le corps et le cerveau par des courants électriques. Le processus de ressenti de la douleur, par exemple, est l'envoi par les nerfs d'impulsions électriques via des connexions au cerveau. Ce courant de nerfs et de messages est vital pour le fonctionnement du corps.

Le cerveau a un flux électromagnétique à travers les ondes cérébrales. Ces ondes cérébrales ont des fréquences différentes, ce qui est particulièrement important car la fréquence d'une onde cérébrale détermine le processus qu'elle crée dans le cerveau. Il existe quatre types d'ondes cérébrales :

Delta - Le delta est le type de fréquence le plus bas. Elles sont lentes et pénètrent profondément dans les champs magnétiques. C'est l'état dans lequel le corps connaît un sommeil profond et réparateur qui favorise la guérison. Les ondes cérébrales delta sont ce qui rend le sommeil si essentiel à la guérison. C'est l'état avec la fréquence de résonance du cerveau, où la guérison est la plus importante.

Thêta - Ces ondes cérébrales sont également un état du sommeil, mais peuvent aussi se produire pendant une méditation profonde ou une rêverie. Le thêta est la porte d'entrée de la mémoire et de l'intuition. Ces ondes cérébrales détiennent la clé de la mémoire et de la compréhension des connaissances.

Alpha - L'alpha est l'état de repos du cerveau éveillé, tel que s'asseoir tranquillement ou ne penser à rien. Les ondes cérébrales alpha favorisent la coordination mentale, l'apprentissage et l'intégration corps-esprit.

Bêta - Les ondes bêta sont la fréquence la plus élevée du cerveau. Ces ondes sont la pensée et l'action progressives. Ce sont des activités rapides, par exemple lorsque le corps est engagé dans la résolution de problèmes ou dans une activité mentale ciblée. Ce sont les ondes que l'on trouve le plus souvent pendant les heures de veille.

Le cerveau et le cœur sont essentiels à la bioénergie dans le corps grâce à la notion de cohérence. On parle de cohérence lorsque deux ondes et leurs fréquences s'accordent l'une à l'autre. Lorsque les fréquences du cerveau et du cœur sont synchronisées, c'est l'état de guérison le plus élevé qu'une personne puisse atteindre.

Voir le corps comme un transfert d'énergie nous aide à comprendre que si une partie du flux d'énergie est désynchronisée, l'ensemble du système ne peut pas fonctionner correctement. Vous ne pouvez pas changer une ampoule pour réparer une lampe s'il y a un problème de câblage dans les murs. Plutôt que d'isoler nos tissus ou nos organes comme des problèmes individuels, le corps devrait être considéré comme un tout et traité comme tel, de manière holistique.

Une meilleure compréhension du rôle que le mouvement et le flux d'énergie jouent dans notre santé globale peut conduire à la guérison.

LES ÉLECTRONS

Nous ne pouvons pas parler d'énergie et de charge sans parler de tension, qui est la pression qui fait bouger les électrons dans un courant. Une tension cellulaire basse est synonyme de maladie chronique. Le corps a besoin d'une tension cellulaire suffisante pour guérir et la cellule a besoin d'électrons pour créer cette tension. Grâce au transfert d'électrons, le corps peut non seulement fabriquer de nouvelles cellules, mais aussi maintenir nos cellules actuelles en bonne santé.

L'amélioration du nombre d'électrons dans les cellules induit un flux, modifie les courants et peut améliorer les systèmes bioénergétiques du corps. Les thérapies qui invitent davantage d'électrons dans nos systèmes auront le plus grand impact sur la guérison de notre corps

La mise à la terre est une technique thérapeutique puissante qui fait entrer des électrons dans notre système. Mettre notre corps en contact direct avec les électrons libres de la surface de la terre peut renforcer l'immunité et réduire l'inflammation.

La mise à la terre peut être réalisée par un certain nombre de méthodes différentes. Le plus simple est de marcher pieds nus à l'extérieur, mais il existe d'autres techniques :

Ressentez vos pieds - c'est rapide et facile. Que vous soyez assis ou debout, posez les deux

pieds fermement sur le sol (cela fonctionne mieux si vous ne portez pas de chaussures !). Mettez toute votre conscience dans la plante de vos pieds et ressentez les sensations. Vous pouvez ressentir un léger picotement qui remonte le long de vos jambes, mais pas nécessairement.
Cette technique permet de remettre votre corps en contact avec le monde dans lequel il se trouve.

Un autre exercice simple de 30 secondes de mise à terre, qui vous permet de vous mettre dans le bon état d'esprit :

Suivez votre respiration - Fermez les yeux, et en inspirant, suivez l'air qui entre par le nez et qui va dans vos poumons. À l'expiration, suivez l'air qui quitte vos poumons et qui sort par votre nez ou votre bouche. Cela ne revient pas à forcer votre respiration dans votre esprit, mais plutôt à observer votre respiration naturelle lorsqu'elle se déplace en vous. Il existe de nombreuses vidéos en ligne qui suivent cette technique. Dans la pratique de la méditation, il est aussi courant de suivre sa respiration. Cette technique prend un peu plus de temps, environ sept à dix minutes. Mais les effets importants non seulement sur votre santé physique, mais aussi sur votre santé mentale, ont été prouvés.

Un donneur d'électrons - ou de tension - est toute substance qui donne de l'énergie aux mitochondries de la cellule. Les donneurs d'électrons sont utilisés pour améliorer le pH cellulaire et font partie intégrante de notre capacité à fabriquer de nouvelles cellules. Certains considèrent même la santé comme un degré de donneurs d'électrons dont nous disposons dans l'organisme pour fabriquer de nouvelles cellules.

L'un des meilleurs donneurs d'électrons est l'eau de la zone d'exclusion ou EZ water. L'eau a trois phases : solide, liquide et gazeuse. Mais une quatrième phase a également été constatée. Il s'agit de l'eau de la zone d'exclusion EZ.

L'eau EZ est de l'H3O2 au lieu de l'H2O. Cette eau est plus visqueuse et moins fluide. Les cellules de l'eau sont plus denses et très serrées, ce qui lui donne plus d'électrons pour les mitochondries. L'eau EZ peut être créée en traitant l'eau avec de la lumière infrarouge, mais il existe aussi des cas d'eau EZ que l'on trouve naturellement dans la nature.

L'eau EZ se trouve naturellement dans les jus de légumes et l'eau de source fraîche. Une façon simple de stimuler vos électrons est donc de boire un jus de légumes verts frais au moins une fois par jour. Voir ici : https://bit.ly/livreRPM

La lumière du soleil est un autre excellent moyen de faire entrer l'eau EZ dans vos cellules. La lumière du soleil est une lumière à spectre complet qui comporte à la fois des rayons UV et infrarouges. Elle est utilisée pour traiter l'eau normale afin d'en faire de l'eau EZ. Le H3O2 se forme dans vos cellules lorsque vous exposez votre peau à la lumière du soleil non filtrée pendant quelques minutes chaque jour. Plus vous révélez de peau, plus vous produisez de l'eau EZ. De fait, cherchez à prendre un bain de soleil dès que vous le pouvez. L'idéal étant 20 minutes par jour.

PRISE DE CONSCIENCE

Arrêtez-vous et pensez à tout ce que vous faites avec votre corps en une minute seulement. Pensez à chaque respiration que vous prenez, à chaque battement de votre cœur. Vous bougez vos membres, vous clignez des yeux, vous pensez à ce que vous allez faire dans la minute qui suit, puis dans la suivante et encore dans la suivante. Beaucoup de choses se passent en une minute. Votre corps ne s'arrête jamais vraiment, pas une seconde. Même quand vous dormez, votre corps se guérit, votre cerveau communique avec le reste du corps et tout continue à fonctionner. À chaque instant, votre corps fait quelque chose, et chaque action nécessite de l'énergie.

L'ÉNERGIE EST TOUT.

Nous sommes construits pour nous auto-réguler et pour guérir, mais nous ne pouvons pas le faire si nous n'avons pas l'énergie dont nous avons besoin. Et malheureusement, notre monde moderne s'épuise de plus en plus en énergie. Nous sommes constamment bombardés par des vagues et des vibrations qui nuisent à notre corps. Chaque jour, des technologies apparemment bénignes et inoffensives nuisent à notre santé. Si l'on associe ce phénomène au stress et à la tension quotidiens croissants de l'individu moyen, le corps lui-même ne peut pas conserver l'énergie dont il a besoin pour guérir et rester en bonne santé.

UN CORPS TOUJOURS EN COMMUNICATION

LES CELLULES

Nos corps sont une série de réseaux de communication imbriqués les uns dans les autres. Chaque cellule interagit avec les cellules qui l'entourent dans des cercles de plus en plus grands jusqu'à ce que le corps entier travaille en symbiose pour trouver une solution. Ces cellules fonctionnent grâce à l'énergie qu'elles produisent en elles-mêmes, mais à mesure que nous sommes stressés ou que nous rencontrons des environnements qui sont dommageables pour notre corps, celles-ci en produisent de moins en moins. Conséquence : nous en fabriquons toujours moins au cours de notre vie et nos cellules perdent leur charge. Il existe cependant une solution : une bonne hygiène énergétique est le moyen de récupérer cette charge.

NOTION D'HYGIÈNE ÉNERGÉTIQUE

Pour récupérer, pour avoir l'énergie dont nous avons besoin pour tout dans notre vie, nous devons nous pencher sur la source de nos problèmes. Un manque d'énergie est le symptôme, pas la cause. Afin de se remettre d'une maladie chronique, nous devons appliquer des stratégies thérapeutiques qui ne concernent pas seulement la biochimie, mais souvent aussi la biophysique. La maladie commence lorsqu'il y a des déséquilibres énergétiques et des blocages dans le flux d'énergie à l'intérieur du corps.

Comprendre et pratiquer une hygiène énergétique de base est un moyen puissant de maintenir et de retrouver la santé.

COMPRENDRE CE QUI NOUS ATTEND

CHAMPS ELECTROMAGNETIQUES (CEM)

Les CEM ont tendance à être considérés comme dangereux, mais la vérité est que tous les champs électromagnétiques ne sont pas nocifs.

Nous avons tous des champs électromagnétiques dans notre corps. Nous avons chacun nos propres voies de passage de l'électricité dans notre corps :

- **les champs locaux** qui entourent des centres spécifiques dans le corps.

- **le champ biologique** qui entoure notre corps tout entier.

Ce sont tous des champs électromagnétiques très faibles, mais ils existent en nous. Les CEM ne sont pas intrinsèquement nocifs, c'est leur fréquence qui peut l'être.

SIGNES DE SENSIBILITÉ ÉLECTROMAGNÉTIQUE

- Sensations de brûlure ou de chaleur au niveau du visage (semblable à un coup de soleil).

- Sensations de picotements ou de fourmillements sur le corps ou le visage.

- Gonflement des muqueuses autour du nez, des oreilles, de la gorge et des sinus sans infections évidentes.

- Sentiment de froid imminent ou symptômes de grippe qui n'arrivent jamais tout à fait.

- Problèmes de perte de mémoire, de concentration et de vertiges.

- Douleurs au niveau des dents et de la mâchoire.

- Douleurs et courbatures au niveau des articulations et des muscles.

- Une sécheresse extrême de la peau et des muqueuses, ce qui engendre la sécheresse des yeux, de la gorge et de la bouche.

- Palpitations au niveau du cœur ou de la poitrine.

- Nausées et maux de tête.

LES GRANDS CRIMINELS

Wi-Fi

Le Wi-Fi est partout, de votre domicile à votre bureau, en passant par votre café local. Nous sommes affectés par le Wi-Fi de notre voisin, par le Wi-Fi des commerces dans lesquels nous allons, et par celui des voitures qui nous croisent dans la rue. Le Wi-Fi cause une foule de problèmes dans toutes les parties du corps, et il est impossible de s'en passer.

La plupart d'entre nous ne savent pas comment fonctionne le Wi-Fi, nous voulons juste qu'il fonctionne plus vite. Les routeurs Wi-Fi sans fil utilisent les ondes radio pour transférer la connexion à un réseau du routeur vers d'autres machines. L'énergie utilisée pour la communication Wi-Fi est très similaire à celle des radios utilisées pour les talkies-walkies. Le routeur reçoit un signal, puis le décode et envoie l'information à l'Internet en utilisant une connexion Ethernet câblée physique.

Si tous les émetteurs sans fil (provenant de sources internes et externes) ont été éliminés et que les symptômes persistent, il existe une autre possibilité, à savoir l'excès d'électricité sale et/ou de radiations magnétiques.

S'il existe des circuits qui sont connectés en croix, les lumières et les prises fonctionneront toujours, mais génèrent de grands champs magnétiques. Ces champs sont mesurés en mG ou en uT, et transforment chaque fil en un rayonnement d'antenne émettrice.

Cela amplifie également l'électricité sale produite par le compteur intelligent type Linky (2-50 kHz).

Électricité sale

L'un des types de CEM les plus dangereux mais les moins traités est l'électricité sale. L'électricité sale se produit lorsque les lignes électriques et le câblage de votre maison contiennent des fréquences autres que le courant électrique normal de 60 Hz. Ceci est causé par des pics et des surtensions dans le câblage qui émettent des radiations électromagnétiques autour de la maison.

Ces surtensions et pointes sont causées par des éléments que l'on trouve dans les maisons modernes typiques, notamment les convertisseurs de systèmes solaires, les appareils électroménagers intelligents et les variateurs de lumière.

Les pics et les surtensions provoquent eux-mêmes des pics et des surtensions dans notre corps qui peuvent affecter notre système immunitaire, provoquer des arythmies cardiaques et créer des picotements et des éruptions cutanées. Les problèmes de santé entraînent des troubles du sommeil, des problèmes cognitifs et/ou des symptômes neurodégénératifs.

Lumières LED

La lumière LED est largement soutenue parce qu'elle est une alternative écologique à l'ampoule traditionnelle. Cependant, la LED n'est pas bonne pour notre corps. Par rapport à l'ampoule traditionnelle, les lumières LED nous exposent à une lumière bleue bien plus importante. La lumière bleue interrompt les cycles de sommeil et est également dangereuse pour notre rétine et peut entraîner des dommages rétiniens cumulés.

De nombreuses ampoules à LED ont maintenant la capacité de se connecter au Wi-Fi. Ces ampoules sont appelées "Smart LEDs" et font partie de l'Internet des objets, un mouvement où de plus en plus d'objets quotidiens se connectent à l'Internet. Les LED intelligentes augmentent notre exposition aux CEM.

Les lampes fluorescentes sont un autre courant « délinquant », qui comprend aussi les lampes fluocompactes, elles-mêmes dangereuses parce qu'elles contiennent du mercure et peuvent émettre de l'électricité sale.

Téléphones portables

Les téléphones portables émettent deux types de CEM. Le premier est le rayonnement électromagnétique micro-onde de l'antenne, et le second est le CEM du corps du téléphone. Les deux sont nocifs. Les téléphones portables émettent des CEM non ionisants qui peuvent interrompre les schémas du cerveau et affecter vos capacités mentales. Lorsque nous mettons nos téléphones à côté de notre tête pour parler,

20 à 80 % des radiations s'échappent dans notre cerveau.

Ce que beaucoup de gens ne réalisent pas, c'est l'énorme risque pour la santé qui existe encore lorsqu'ils n'utilisent pas leur téléphone portable. Si vous rangez votre téléphone sur votre corps ou dans une poche lorsqu'il n'est pas utilisé, les radiations continuent d'être absorbées par votre peau.

COMPRENDRE CE QUI SE PASSE SUR ET DANS NOTRE CORPS

Il est également important de comprendre et d'identifier les zones de stress dans le corps. Nous appelons cela des champs d'interférence. Une interférence est une zone de l'organisme qui peut provoquer une déstabilisation du système nerveux autonome.

C'est une zone qui s'est dépolarisée ou affaiblie à la suite d'un traumatisme antérieur comme une vieille cicatrice, une commotion cérébrale ou une dent mal soignée, pour n'en citer que quelques-uns... ce qui provoque un stress pour le corps. Même si un traumatisme est très ancien et n'est plus douloureux, il peut toujours court-circuiter le flux d'énergie naturel du corps, en se référant à un organe ou une glande spécifique, créant des problèmes chroniques - qui semblent souvent "mystérieux" et insolubles avec de nombreux types de traitement.

Avec le temps, ces zones peuvent souvent accumuler une large gamme de toxines environnementales et métaboliques, qui sont susceptibles d'agir pour bloquer le flux d'énergie normal du réseau de nerfs et de méridiens du corps, perpétuant ainsi la maladie et empêchant le corps de guérir.

Cicatrices externes

- Cicatrices d'enlèvement de grains de beauté ou de cancer de la peau.

- Cicatrices d'épisiotomie, cicatrices de césarienne.

- Implants mammaires et autres opérations de chirurgie esthétique.

- Blessures sportives, chutes, coupures.

- Cicatrices de dérivation.

- Cicatrices de biopsie.

Que faire ?

Vous pouvez commencer à briser le tissu cicatriciel en appliquant manuellement du beurre de karité ou de l'huile de germe de blé ou de l'huile de coco, ou mieux une huile précieuse de type Anypsoil®.

Voir ici : anypsoil.com

GUÉRISON : LISTES DE VÉRIFICATION

C'est un peu comme si vous vous brossiez les dents deux fois par jour. Vous vous créez, grâce à la pratique de l'hygiène, un champ d'énergies neuves quotidiennement.

Utilisez cette liste de puissantes pratiques de guérison et ces conseils produits comme guide pour vous aider à démarrer.

PRATIQUES

MISE A LA TERRE OU A LA MASSE

Yoga et méditation

Le yoga et la méditation existent depuis des milliers d'années et sont utilisés comme une forme alternative d'exercices pour garder l'esprit et le corps en bonne santé. La pratique du yoga améliore l'équilibre, l'endurance, la flexibilité et la force. Tandis que la méditation aide à garder l'esprit vif, soulage le stress et l'anxiété et peut renforcer le système immunitaire.

Les scientifiques ont aussi récemment conclu qu'une pratique régulière du yoga et de la méditation peut inverser les réactions moléculaires de notre ADN qui conduisent à la dépression, à l'anxiété, au cancer et à d'autres problèmes de santé.

Qi gong

Selon la médecine traditionnelle chinoise, le principe sur lequel repose le qi gong, est que l'énergie (qi) circule dans notre corps le long de canaux appelés méridiens.

Lorsque cette énergie est forte et circule librement dans toutes les parties de votre corps, vous êtes dans un état de bonne santé. On pense qu'une perturbation de ce flux donne lieu à des maladies. Un blocage de ce flux est ressenti comme une douleur chronique.

L'exposition à long terme à des facteurs de stress, petits et grands, qu'il s'agisse de subir un traitement contre le cancer ou simplement de gérer les pressions d'une vie active, épuise notre réserve de qi. Les mouvements et les schémas respiratoires calmes qui composent le qi gong sont conçus pour aider à rétablir un équilibre sain et fluide du qi dans tout le corps, ce qui contribue à améliorer votre santé et à équilibrer votre état mental et émotionnel.

Couleur

La couleur est une énergie vivante dont la puissance nous affecte à tous les niveaux. Elle peut changer notre vie. La couleur nous influence et peut aussi modifier nos sentiments. Elle peut être utilisée pour apporter l'équilibre et l'harmonie dans la psyché et le corps. Elle agit sur nos humeurs, elle affecte nos maisons, notre espace de travail, nos écoles, nos hôpitaux, notre existence même. Il ne s'agit pas seulement de la couleur autour de vous, mais aussi des couleurs de la nourriture que vous mangez.

Certaines couleurs peuvent aussi avoir un effet bénéfique sur certaines maladies, construire de nouveaux tissus, brûler la corruption (cellulaire), guérir certains troubles nerveux et éradiquer certaines tendances nerveuses.

L'EFT (Emotional Freedom Technique)

Également connue sous le nom de thérapie par le champ mental (MFT), l'EFT est une technique qui consiste à tapoter près des extrémités des "méridiens énergétiques" situés sur le corps afin de réduire les tensions et de favoriser une connexion plus profonde entre le corps et l'esprit. L'EFT a pour but de diriger le flux d'énergie dans le corps de manière à promouvoir le bien-être. Cette technique porte plusieurs noms, notamment la Technique de Liberté Emotionnelle, le Tapping EFT ou simplement le Tapping.

Bio Mat

Le Bio Mat est un appareil médical de pointe approuvé par la FDA qui délivre des rayons infrarouges lointains thérapeutiques et des ions négatifs, soulageant la douleur et rétablissant l'équilibre et l'énergie du corps humain. Ces rayons peuvent améliorer la circulation et la fonction cardiovasculaire, soulager la douleur, améliorer la fonction immunitaire, stimuler la santé de la peau et réduire le stress.

Bain de pieds ionique

Un bain de pieds ionique de détoxification est une méthode naturelle pour aider l'organisme à éliminer les toxines nocives, les métaux lourds et autres matières étrangères nocives. Parmi ses avantages, on peut citer la purge des métaux lourds, un niveau de pH plus équilibré, une inflammation réduite, la détoxification du foie, le renforcement du système immunitaire ainsi que le soutien du nettoyage du foie, des reins et des parasites.

Saunas infrarouges

Les longueurs d'ondes infrarouges pénètrent les tissus mous jusqu'à un centimètre et demi, réchauffant le corps et ouvrant les vaisseaux sanguins dans un processus appelé "vasodilatation". Les saunas infrarouges contribuent à la désintoxication, au soulagement de l'arthrite et des douleurs articulaires, au soutien immunitaire, à la diminution des problèmes de peau, à l'amélioration de la santé cardiaque, etc.

Filtres à électricité sale

L'électricité sale peut être l'une des sources les plus importantes de rayonnement électromagnétique dans votre maison. Heureusement, il existe des filtres à électricité sale qui peuvent complètement, et de manière mesurable, réduire ou éliminer cette source de rayonnement.

CRÉER UN ENVIRONNEMENT DE SOMMEIL SÛR ET REPARATEUR

Nous avons besoin d'une pause nocturne de tout le stress du monde pour réparer et guérir. Et si nous n'avons pas ce temps de réparation, c'est là que nous tombons malades. Voici votre liste de contrôle simple pour créer un environnement de sommeil puissant et réparateur.

Votre chambre

Installez des stores occultants. Une chambre noire soutient la glande pinéale et favorise un sommeil plus réparateur.

Remplacez votre réveil numérique par un réveil à piles

Si vous devez utiliser votre téléphone portable, gardez-le de l'autre côté de la pièce en mode avion.

Débranchez tout ce qui se trouve dans votre chambre.

Solution de base : Ajoutez des minuteries aux prises de votre chambre.

Supprimez l'électricité sale de votre chambre en ajoutant des filtres Stetzer dans votre chambre.

Installez des prises avec mise à la terre dans votre chambre.

Peignez vos murs avec de la peinture de protection contre les CEM.

Faites attention aux couleurs de votre chambre. La couleur est une longueur d'onde - choisissez des couleurs calmes et apaisantes telles que le bleu, le jaune pâle et l'argent.

Votre lit

Inclinez votre lit de cinq degrés pour soutenir votre système lymphatique

Vous pouvez le faire à moindre coût en ajoutant un livre sous votre matelas. Si vous voulez aller plus loin : Envisagez l'achat d'un lit Samina.

Votre routeur

Éteignez votre routeur Wi-Fi la nuit

Une solution simple : ajoutez une minuterie à votre routeur

Éteignez tous les appareils électroniques deux heures avant le coucher.

Une autre solution simple : portez des lunettes de protection contre la lumière bleue le soir ou sortez pieds nus pendant 15 minutes. Le fait de mettre votre corps en contact physique avec la terre (appelé mise à la terre) favorise la réparation du corps et soulage le stress.

2 à 3 fois par semaine en fin de journée, prenez un bain.

<u>Ce dont vous aurez besoin</u> :

Sels d'Epsom (2 grandes tasses)

Choisissez vos huiles essentielles préférées telles que : Lavande, Vétiver, Encens, Palo Santo, Cèdre, Bois de santal

<u>Instructions</u> :

Avant de mettre l'eau en marche, ajoutez les sels d'Epsom dans votre baignoire.

Ensuite, ajoutez vos huiles essentielles aux sels d'Epsom.

Et enfin, remplissez votre baignoire avec de l'eau.

CHAPITRE 2 - VOTRE PREMIIÈRE LIGNE DE DÉFENSE : LE SYSTEME LYMPHATIQUE

FONCTIONNEMENT

Votre système lymphatique est un important système d'élimination des déchets pour votre corps. Notre cerveau utilise ce système pour évacuer les toxines pendant notre sommeil. Chaque nuit, pendant le sommeil profond, le cerveau se rétrécit et est lavé avec du liquide céphalo-rachidien. Ces déchets sont transportés par le système lymphatique et se déplacent dans la lymphe périphérique.

Pendant que cela se produit, le système apporte également des nutriments aux neurones et élimine la toxicité du cerveau. C'est grâce à ce système que notre corps tient à distance la dégénérescence et les maladies neurologiques. C'est l'un des systèmes les plus sous-estimés mais les plus vitaux de notre corps. C'est aussi un système délicat, qui se blesse et se dérègle facilement.

Le meilleur exemple d'un système lymphatique blessé vient de ceux qui ont subi un traumatisme crânien. Parmi les exemples bien connus, on peut citer les accidents de voiture ou les athlètes professionnels qui ont subi de multiples commotions cérébrales. Cependant, les effets quotidiens de notre société ont conduit des personnes dont le cerveau, par ailleurs, fonctionne bien, à souffrir de lésions de leur système lymphatique. Parmi les coupables des temps modernes, on peut citer les mauvaises habitudes de sommeil et les technologies qui perturbent les habitudes de sommeil, ce qui a un effet négatif sur notre système lymphatique.

Il est également important de favoriser un bon drainage lymphatique. Moins les ganglions lymphatiques cervicaux et l'ensemble du système lymphatique sont encombrés, mieux le système lymphatique sera en mesure de drainer et de protéger le cerveau contre les expositions environnementales. Lorsque votre système est surchargé de toxines qui ne font que s'accumuler et ne se drainent pas correctement, le système lymphatique est compromis. Il n'y a pas beaucoup de choses à faire avant que le système ne soit débordé et que les toxines ne commencent à attaquer votre cerveau.

MOYENS PAR LESQUELS NOUS POUVONS AIDER NOTRE SYSTÈME LYMPHATIQUE

Quelles sont les trois façons de soutenir ce géant silencieux qui dort et qui est si essentiel pour garder le cerveau sain et dynamique ?

Boire un verre d'eau à PH élevé dès votre réveil.

Votre cerveau rétrécit de plus de 60% chaque nuit quand vous dormez. C'est plus qu'une statistique choquante, c'est un fait que vous pouvez utiliser comme un outil. Si votre cerveau rétrécit pour aider le système lymphatique à évacuer les toxines de votre corps, alors vous devez aider le cerveau à se remplir de liquides sains. Vous pouvez y parvenir en buvant un verre d'eau à PH élevé dès le réveil. Avant de vous lever pour prendre une douche ou de commencer votre journée, avant que vos distractions quotidiennes ne vous attirent, arrêtez-vous et prenez un verre.

Non seulement ce sera essentiellement vital pour votre système lymphatique et la santé de votre cerveau, mais vous vous trouverez également plus éveillé et plus alerte chaque jour. Un moyen facile de vous rappeler de boire de l'eau le matin est de remplir un verre ou une bouteille d'eau le soir, et de le poser à côté de votre lit avant de vous endormir. Lorsque vous

vous réveillez, vous pouvez y avoir accès instantanément.

Faire de l'exercice tous les jours

Auparavant, on pensait que le système lymphatique n'était efficace que la nuit, pendant le sommeil, et qu'il était le seul moyen d'évacuer les toxines du cerveau. Mais une nouvelle étude montre que l'exercice peut avoir un effet positif sur le fonctionnement du système lymphatique. Dans cette étude, il a été donné à un groupe de souris l'accès à une roue, tandis que l'autre groupe de souris n'en disposait pas, les privant donc de tout accès à la pratique d'exercice. Après cinq semaines, le groupe de souris qui avait accès à l'exercice a montré une augmentation de plus de deux fois du flux lymphatique.

Ainsi, qu'il s'agisse de yoga, de marche, de course, de golf, de tennis, de zumba ou de toute autre forme d'exercice, il peut contribuer à augmenter le flux lymphatique et à favoriser la santé du cerveau.

Heures de sommeil

Bien que l'exercice favorise le flux lymphatique, le système lymphatique ne s'active pas avant le sommeil. Un flux important n'aide donc pas votre cerveau, à moins qu'il ne soit associé au sommeil.

La quantité de sommeil recommandée pour un adulte est de sept heures. Notre cerveau a besoin d'être dans un état de sommeil profond pour que notre système lymphatique fonctionne.

Nous avons peut-être l'impression de ne rien faire pendant notre sommeil, mais notre corps travaille à l'excès pour guérir et maintenir ses fonctions. Lorsque vous ne dormez pas suffisamment, le flux lymphatique est interrompu et les toxines et les infections peuvent s'accumuler dans le cerveau et entraîner des maladies dégénératives ou autres symptômes cérébraux.

Posture de sommeil de votre cerveau

Ces dernières années, la prise de conscience générale des effets négatifs sur la santé de la position assise prolongée a augmenté. Les chercheurs sont allés jusqu'à dire que "la position assise est la nouvelle façon de fumer".

Le Dr Joan Vernikos, scientifique de la NASA, a montré qu'une position assise excessive entraîne les mêmes problèmes que ceux rencontrés par les astronautes dans l'espace en raison de la réduction de la force de gravité sur le corps humain. La déficience de la gravité due à la position assise peut provoquer une dégénérescence physique de la colonne vertébrale, des muscles et des tissus conjonctifs, ainsi que l'obésité et une mort précoce.

Cependant, la plupart des gens ne savent pas que le fait de dormir sur une surface plane a les mêmes effets négatifs que le fait de s'asseoir ou d'être en apesanteur dans l'espace.

CAS DU SOMMEIL INCLINÉ PAR GRAVITÉ

PRINCIPES ET BÉNÉFICES

Des recherches ont montré que le fait de dormir sur une surface plane peut entraîner une diminution de la qualité du sommeil, des migraines, la maladie d'Alzheimer, le glaucome, l'apnée du sommeil et des accidents vasculaires cérébraux, entre autres maladies.

Il n'y a aucune raison ou logique réelle qui explique pourquoi les humains dorment sur une surface plane. Un jour, quelqu'un a décidé de faire un lit plat, et cela a dû faire son effet. Dormir sur une surface plane n'est pas la norme dans le règne animal. La plupart des mammifères choisissent de dormir la tête en haut s'ils le peuvent. C'est le cas des élans et des cerfs, par exemple.

Le sommeil incliné par gravité est exactement ce à quoi il ressemble. Au lieu de dormir sur une surface plane, le lit est légèrement incliné de 3,5 à 5 degrés. Le principal avantage de la thérapie par lit incliné est l'amélioration de la circulation du sang et de la lymphe, simplement par gravité. Lorsque vous dormez, votre cerveau se détoxifie par le biais du système lymphatique. L'ajout d'une inclinaison de cinq degrés à votre surface de sommeil peut aider le système glymphatique à "descendre" vers l'intestin pour être excrété. Cela peut aider à détoxifier les métaux lourds, les agents pathogènes et autres substances nocives du cerveau.

Les lits trouvés dans les tombes des rois de l'Égypte ancienne étaient presque toujours inclinés à 5 degrés. Par exemple, dans le lit du roi Toutankhamon, ce qui ressemble à une tête de lit est en fait l'extrémité des pieds.

UNE MALADIE APPELEE MALADIE CÉRÉBROSPINALE CHRONIQUE

L'insuffisance veineuse (IVCC) est très courante dans les maladies chroniques.

Dans le cas de l'IVCC, le flux sanguin et lymphatique hors du cerveau est compromis, ce qui entraîne des problèmes neurologiques. Il est bien connu que les symptômes de l'IVCC s'aggravent lorsqu'on est allongé à plat.

Le sommeil incliné par gravité a également de nombreux avantages sur la structure corporelle. Une légère inclinaison suffit à rétablir la force de gravité sur le corps, ce qui permet de redresser la colonne vertébrale et de renforcer les muscles, les fascias, les ligaments et les tendons.

Dormir incliné peut également aider à prévenir la dégénérescence de la colonne vertébrale et des tissus conjonctifs, associée au vieillissement. En outre, il peut aider à lutter contre les mauvaises conditions posturales telles que la cyphose, la lordose et la scoliose, ainsi qu'à réduire les symptômes du syndrome des jambes sans repos (SJSR).

UNE ÉPIDÉMIE DE TROUBLES RESPIRATOIRES DU SOMMEIL

Dans tous les pays occidentaux, il existe une épidémie de troubles respiratoires du sommeil.

Les ronflements et l'apnée obstructive du sommeil sont des facteurs de risque majeurs pour à peu près toutes les maladies dues à un manque d'oxygène pendant le sommeil. Le fait de dormir sur une pente aide à ouvrir les voies respiratoires, à atténuer le ronflement et à rétablir l'oxygène dans le cerveau. La force de gravité du sommeil en position inclinée prévient également les reflux acides et les brûlures d'estomac.

Des expériences ont montré qu'une inclinaison de 3,5 à 5 degrés est idéale pour améliorer le sommeil. Plier seulement la tête du lit avec un cadre de lit réglable ne fonctionnera pas, le lit entier doit être en pente. Pour un grand lit ou un lit queen-size standard, cela revient à ajouter environ 15 cm de hauteur à la tête du lit. Il peut également être nécessaire d'ajouter 8 centimètres de support au milieu du cadre du lit pour assurer la stabilité. Vous pouvez acheter des rehausses de 15 centimètres, en ligne pour environ 20 euros, ou utiliser des livres, des briques ou du bois.

Il existe également une application pour smartphone appelée tiltmètre qui peut être utilisée pour mesurer l'inclinaison du lit.

Nous recommandons également d'investir dans un lit incliné SAMINA lorsque cela est possible. Il a été créé spécifiquement pour favoriser une bonne posture de sommeil.

Dormir sur une inclinaison peut sembler bizarre au début, bien que certaines personnes s'adaptent facilement car il ne s'agit que d'une inclinaison modeste. D'autres devront peut-être commencer avec quelques centimètres seulement et les augmenter toutes les semaines ou toutes les deux semaines à mesure qu'elles s'y habitueront.

Étant donné qu'elle augmente la détoxification du cerveau, il est recommandé de prendre de la chlorella ou un autre liant toxique avant de se coucher. Il faut parfois des semaines de sommeil sur le dos pour commencer à remarquer des améliorations, avec des améliorations lentes sur une période d'environ 6 mois. Après cette brève période d'adaptation, la plupart des gens choisissent de ne plus jamais retourner dormir à plat.

CHAPITRE 3 - LA CORRELATION ENTRE LES INFECTIONS & MALADIES NEUROLOGIQUES

LE RÔLE DES INFECTIONS CHRONIQUES DANS LA SANTÉ DU CERVEAU

Les infections chroniques sont des infections qui continuent à revenir. Elles peuvent vous toucher plusieurs fois, passant outre vos réponses immunitaires, pour cibler des parties spécifiques de votre cerveau, encore et encore. Ces microbes infectieux sécrètent des exotoxines et des déchets qui attaquent les parties vulnérables du cerveau, provoquant des maladies neurologiques telles que la maladie d'Alzheimer et la démence.

Les infections chroniques contribuent également à saper l'auto-immunité. L'accumulation de toxines affaiblit vos réponses immunitaires et entraîne des lacunes dans la protection que votre système immunitaire tente d'assurer. Le cycle des infections et l'affaiblissement du système immunitaire constituent une force mortelle qu'il est difficile d'arrêter une fois qu'il a commencé. Pour prévenir une infection chronique, votre première ligne de défense consiste à construire et à renforcer continuellement votre système immunitaire, afin qu'il n'ait pas la possibilité de s'affaiblir plus qu'il ne l'a déjà fait.

L'ACCUMULATION DES TOXINES DANS NOTRE CERVEAU

Chaque jour, nous sommes exposés à un certain nombre de toxines dans notre environnement quotidien. Chaque toxine présente dans l'environnement finira par se retrouver dans notre corps.

Les neurotoxines sont des toxines qui ciblent spécifiquement les nerfs de notre corps. Une fois qu'elles ont atteint leur cible, elles attaquent, et c'est l'un des principaux facteurs de maladies neurologiques.

Les nerfs ne sont pas seulement des fils électriques, ils servent aussi à un certain nombre de fonctions vitales. L'une d'entre elles est le transport axonal, un système qui fait passer les nutriments du cerveau aux cellules. Les neurotoxines utilisent ce système de transport pour se rendre dans les cellules et causer des dommages importants. Les symptômes des maladies neurologiques, comme le brouillard cérébral et les troubles de la mémoire, peuvent commencer à se manifester presque immédiatement après que les cellules ont été attaquées par ces toxines.

Parmi les toxines les plus répandues dans notre environnement figurent les produits de préservation du bois, les métaux tels que le mercure, l'aluminium et le plomb, les produits pétrochimiques et les pesticides. Si cela semble beaucoup, c'est que c'est le cas. Ce ne sont là que quelques-unes des nombreuses toxines qui envahissent notre corps, et il est prouvé que toutes ces toxines contribuent à la détérioration de la santé du cerveau de diverses manières. Bien qu'il soit impossible de les éviter complètement, il y a des choses que vous pouvez faire pour soutenir et protéger votre cerveau.

CE QUE NOUS SAVONS ET CE QUE NOUS POUVONS FAIRE

La chose la plus importante à savoir est comment votre système immunitaire réagit à tout ce avec quoi il interagit. Nous sommes tous exposés quotidiennement à diverses toxines et infections, mais elles ne finissent pas toutes par nous nuire. Chaque personne est affectée différemment et nous ne finissons pas tous par développer les mêmes maladies neurologiques. La différence réside dans la réponse de chaque système immunitaire. L'essentiel est de renforcer la force de votre système immunitaire et sa capacité à lutter contre les infections. C'est l'un des moyens les plus puissants de prévenir les maladies neurologiques.

Pour renforcer votre système immunitaire, il faut d'abord s'assurer que le système glymphatique de votre cerveau fonctionne correctement et éliminer les biotoxines nocives qui sécrètent des déchets dans notre cerveau.

Chaque personne est affectée différemment et nous ne finissons pas tous par développer les mêmes maladies neurologiques.

SANTÉ DU CERVEAU : LES SUPPLÉMENTS ALIMENTAIRES

Lorsque nous parlons de suppléments pour vous aider à améliorer la santé de votre cerveau, nous voulons nous concentrer sur quatre principales fonctions que sont la circulation sanguine, le drainage lymphatique, les agents pathogènes et la façon d'évacuer les toxines environnementales de votre cerveau.

Le flux sanguin et le drainage lymphatique vont de pair car, comme nous l'avons déjà mentionné, votre système lymphatique et votre système glymphatique utilisent le flux sanguin pour évacuer les toxines de votre cerveau.

Poudre de scutellaire

Il est composé d'herbes qui augmentent le flux sanguin dans votre cerveau, et notamment de ginkgo, romarin et de bacopa. Ces herbes aident non seulement à la mémoire et à la mémorisation, mais le bacopa aide également le système surrénalien, une autre partie négligée du cerveau.

La scutellaire

La scutellaire en tant que complément est unique dans ce qu'elle peut faire pour notre cerveau.

Notre cerveau est composé de plus de 100 milliards de neurones, qui se transmettent constamment des messages entre eux. La production de neurones est un élément vital pour maintenir notre cerveau en pleine forme.

Or, la poudre de Baïkal, issue de la racine de scutellaire, disponible sur Amazon, est connue pour augmenter la production de neurones. Une production accrue de neurones signifie non seulement que les messages dans votre cerveau se déplacent plus rapidement qu'auparavant, mais aussi que les toxines sont évacuées de votre système de manière plus efficace.

La Zéolite

L'aluminium est l'une des principales raisons pour lesquelles notre cerveau est en difficulté. Lorsque nous examinons la démence et les enfants autistes, nous constatons que leur cerveau contient une quantité d'aluminium statistiquement plus importante. La Zéolite est un chélateur puissant qui permettra d'éliminer ce polluant.

La mélatonine

La MELATONINE est une autre hormone essentielle qui régule le cycle veille-sommeil. Mais de nouvelles recherches confirment qu'elle est aussi essentielle à la santé du cerveau.

Nous suggérons de choisir de la mélatonine liposomale. Il existe de multiples options d'administration, et notamment des crèmes.

Vous pouvez l'utiliser le soir pour vous aider à vous endormir.

La mélatonine est neuroprotectrice et contribue à débarrasser le cerveau des facteurs de stress et des agents pathogènes de l'environnement.

Mais pourquoi notre cerveau est-il si pauvre en mélatonine ?
La glande pinéale est l'endroit où la mélatonine est produite. Elle est affectée par de nombreux facteurs de notre monde moderne, et notamment : le fluor, l'aluminium et les CEM. Ces agents particulièrement agressifs contribuent à la diminution de la production de

la mélatonine. Vous pouvez éradiquer ces métaux toxiques avec la Zéolite en poudre et le MSM (disponibles sur Amazon)

RÉDUIRE VOTRE CHARGE TOXIQUE

Bien que ces suppléments clés soient importants pour l'élimination des substances toxiques et la santé du cerveau, il est avant tout important d'éviter ou de réduire votre charge toxique, ainsi que vos facteurs de stress chaque fois que vous le pouvez. Si vous réduisez le degré d'exposition, vous diminuez la quantité de toxines que votre cerveau doit combattre.

Nous recommandons toujours des solutions naturelles pour protéger et soutenir votre glande pinéale dans sa production de mélatonine, essentielle à un bon sommeil.

En portant simplement des lunettes anti-lumière bleue et en créant un environnement de sommeil sûr et exempt de CEM, vous constaterez déjà des changements.

CHAPITRE 4 - ÉLÉVATION VIBRATOIRE : SORTIR DE LA MATRICE

PRISE DE CONSCIENCE

Le monde s'effondre au moment où vous lisez ce livre. Le système éducatif, le système médical, le système bancaire, le système agricole, le système alimentaire... tous dysfonctionnent.

Mais ce qui est intéressant, c'est cette sorte de rêve, cette programmation inconsciente que nous avons tous sur terre, qui est vieille de plusieurs siècles et qui s'infiltre dans tous les aspects de notre vie, y compris dans notre propre conscience. Depuis 2021, de plus en plus de personnes s'ouvrent à une prise de conscience et s'affirment en tant que personne.

« Je n'en peux plus… je ne peux plus vivre avec cet ami. »

« Je ne peux plus vivre avec ce mari ou cette femme ou qui que ce soit d'autre. »

Beaucoup de choses deviennent trop lourdes à porter. Car dans le même temps, un phénomène macrocosmique exacerbe ces prises de conscience : l'énorme quantité de lumière photonique qui arrive.

Il y a une raison cosmologique pour laquelle tout cela arrive. La même qui explique pourquoi tant de gens décrochent. C'est comme si l'énergie devenait trop intense pour beaucoup d'entre eux. Résultat : ils partent. Et ce n'est pas une mauvaise chose.

CONDITIONNÉS DÈS L'ENFANCE

54% de nos enfants ont une maladie chronique. Et bien sûr, à dessein…

Il suffit de regarder à quel point nous avons été conditionnés : la télévision, Disney, Hollywood, l'ultra-consommation, la mode... Pour suivre le rythme, il faut souvent subir l'inconfort en exerçant parfois deux ou trois emplois à la fois pour payer les factures.

Posez-vous la question : comment se fait-il que chaque animal qui naît sur terre n'a pas besoin de travailler pour vivre ? Ils peuvent juste manger, dormir et se reproduire. Et c'est bien ce qu'ils font. Alors, pourquoi les humains doivent être esclaves toute la journée ? Juste pour survivre ? Cela n'a aucun sens...

Ce système a été mis en place par d'autres que vous et moi. D'autres qui cultivent et approvisionnent notre peur, notre colère, notre épuisement et ce, à longueur de journée.

Soyons clairs, nous avons été jetés dans la matrice, et maintenant nous devons en sortir. Voyez ici des solutions possibles pour en sortir : academieaime.com

DÉPOLLUER SON CORPS PHYSIQUE ET DÉVELOPPER SON INTUITION

Ce que vous devez faire pour vous, en priorité, c'est d'abord travailler votre élévation vibratoire, en dépolluant le véhicule électromagnétique qu'est votre corps physique, car c'est un récepteur réglé pour l'énergie éthérique. Et cela fonctionne quand vous êtes à la terre.

Ainsi, l'une des premières choses à faire (et la plus facile) chaque fois que vous le pouvez, quand il ne fait pas moins 20°dehors : après avoir fait les réglages physiques vus plus haut, c'est mettre les pieds nus par terre. 20 minutes de cette pratique diminuent votre inflammation cellulaire de 20 %. Si vous ne pouvez pas vous tenir pieds nus, vous pouvez vous appuyer contre un arbre, ou vous pouvez tenir une branche d'arbre, cela vous reliera à la terre.

La terre a ce qu'on appelle une résonance Schumann. La résonance Schuman est directement liée à nos cœurs humains. Et le cœur fonctionne de manière optimale lorsque les canaux sympathiques et parasympathiques du système nerveux sont équilibrés. La meilleure manière de les équilibrer est la respiration sur le rythme 1-4-2 : 1 temps à l'inspiration, 4 à la retenue et 2 à l'expiration.

Personne ne peut assimiler et apprendre quoi que ce soit s'il se bat ou s'enfuit. Et tout ce que les élites et les médias ont fait depuis 2020, c'est vous maintenir en état de peur, de combat et de fuite. Ce qui fait qu'il vous est impossible de penser et de respirer correctement.

La respiration 1-4-2 a l'avantage de ventiler la totalité des poumons, des lobes supérieurs aux lobes inférieurs, dynamisant ainsi le nerf vague, le nerf principal du système nerveux parasympathique. Cette pratique régulière va vous permettre d'activer l'intuition et le discernement. Et donc de savoir qui vous approche et si vous devez laisser cette personne entrer ou non dans votre champ électromagnétique. Vous éliminez ainsi les personnes toxiques et les néfastes.

COORDONNER LE QUADRILLION DE MICRO-CAPTEURS DANS VOTRE CORPS

Pour pouvoir le faire, il faut un système complexe d'information. Et ce système, ce n'est pas le système nerveux. Mais le collagène !

Le collagène a des propriétés électriques importantes. Il transporte des biophotons dans toutes les cellules qui ont de l'ADN.

L'ADN fait un biophoton toutes les 40 secondes environ. Lorsque vous exposez le collagène à la lumière ultraviolette, il s'épaissit. De fait, est-ce que cela signifie que le soleil est bon pour vous? Oui !
C'est pourquoi, je vous conseille de prendre un bain de soleil de 20 minutes par jour (évidemment, lorsque c'est possible).

LES ARTS ÉNERGÉTIQUES INTERNES

Dans la médecine traditionnelle chinoise, lorsque vous pratiquez le qi gong, le nei gong (moins connue), ou autres pratiques du même type, vous entrainez différentes choses. Vous entraînez les muscles, et il s'avère que c'est relativement facile à faire, mais aussi des tendons et des ligaments qui sont eux beaucoup plus importants, car ce sont des tissus conjonctifs de l'organisme.

Nous avons tous vu ces incroyables moines kung-fu ou Shaolin. Ce ne sont pas des murs de muscles, et pourtant, ils peuvent faire des choses impossibles au commun des mortels. Si vous croyez que les muscles font tout, ce n'est pas le cas. Ces moines n'ont en réalité pas assez de muscles pour se plier comme ils le font sous de lourdes charges, casser des briques et se tenir sur un doigt. Ils ont entraîné leur collagène et la connectivité de leurs tissus pour le faire. Ils ont également formé une partie de leur corps que nous n'avons que récemment découvert dans la médecine occidentale : le "huang". H-U-A-N-G. C'est la zone interstitielle du corps.

Tesla s'était aperçu qu'en envoyant des impulsions électriques sur différents points du corps il pouvait améliorer la transmission du collagène. C'est en partant de ce constat qu'il a créé sa machine à apprivoiser le champ éthérique qui permet aujourd'hui de solutionner des dysfonctionnements physiologiques. Disponible ici :
bit.ly/anypsoampli
Mais les Chinois, eux, travaillent déjà avec les propriétés électriques du corps depuis des milliers d'années…

Le collagène, en particulier le fascia à l'intérieur du corps, est-il donc un dictionnaire d'informations ?

Il est presque certain que oui. Et nous sommes aujourd'hui en train de comprendre comment décoder ces informations, comment les mesurer.

LES CROYANCES LIMITANTES

L'esprit est souvent perturbé par des croyances limitantes et des fausses conclusions bien ancrées. Elles viennent surtout de ce que nous apprenons jeune, mais aussi des mécanismes de défense et de protection que nous avons mis en place tout au long de notre vie.

Elles deviennent alors partie intégrante de notre quotidien et nous poussent à créer une vie remplie de limites et de conditions qui génèrent une énorme quantité de frustration et de douleur. Et comme notre santé physique est intimement liée à notre quotidien, cela génère par conséquent une importante quantité de fausses alertes ayant un impact négatif sur notre organisme. Un exemple : lorsque nous nous inquiétons de la tournure négative d'un événement.

Notre corps, au niveau conscient et subconscient, est incapable de faire la différence entre ce qui est réel et ce qui est imaginaire.

En se souvenant émotionnellement d'un évènement douloureux d'il y a 10 ans, votre subconscient reçoit une impulsion et y réagit comme si la douleur était encore là, encore vraie. Comme si l'événement se déroulait à l'instant présent.

Nous ne sommes pas conçus pour nous battre ou fuir un évènement 24 heures sur 24, jour après jour, semaine après semaine, mois après mois, année après année. Nos surrénales, notre thyroïde sont sursollicitées. Nous sommes dans un état d'épuisement avancé, et nous nous demandons ce que nous avons fait de travers pour en arriver à ce stade de notre santé.

LE DÉSÉQUILIBRE ÉLECTROMAGNÉTIQUE

Permettez-moi donc d'insister sur le fait que la science quantique nous prouve que tout est énergie et vibrations.

Nous sommes électriques et magnétiques. Tout cela n'est qu'énergie. Et l'énergie se rassemble de manière à nous animer, corps et esprit. Notre esprit est électrique, notre cœur est magnétique. Nous sommes électromagnétiques dans notre équilibre le plus élevé. Et si nous réfléchissons trop, nous nous déséquilibrons ou tombons en désaccord avec notre niveau électromagnétique originel. Conséquences : nous en venons à sur-solliciter certains circuits dans notre tentative de faire face à une crise que notre esprit invente, imagine ou fait remonter de nos souvenirs.

Alors, comment revenir à l'équilibre et rendre à nouveau tout ce système fonctionnel ?

L'esprit fonctionne comme un ventilateur de plafond. Lorsqu'il se met à penser, il pense très

rapidement, au point de devenir un ventilateur dont les pales tournent si vite qu'il est impossible d'y mettre les mains pour les arrêter.
« Dois-je le faire ? Ne devrais-je pas le faire ? »
« Dois-je leur dire ? Ne devrais-je pas le dire ? »
« Dois-je demander ce travail ? »
« Dois-je le quitter ? »
« Dois-je quitter cette relation ? »
...

Le vrai « moi » conscient opère sur une vague totalement différente, c'est une vague permanente.

Ainsi, lorsque nous ralentissons l'esprit et le faisons fonctionner en tandem avec ce vrai moi essentiel, nous pouvons alors nous glisser dans notre tube pranique et faire l'expérience de nous-mêmes au-delà de nos croyances limitantes et de nos pensées obsessionnelles.

Le problème, c'est que nous sommes trop performants. Mais comme nous sommes récompensés pour le devenir, de fait, nous continuons dans cette course à la performance. Et nous pensons que si nous allons plus vite, cela pourrait même nous amener plus loin. Mais ce n'est qu'une folle escroquerie qui nous coûte notre santé, notre vitalité, notre sagesse, nos désirs profonds et plus important encore... notre capacité de guérir.

Le code de l'énergie est donc un système qui permet d'équilibrer cet esprit en mouvement et ce moi magnétique essentiel afin d'y trouver l'harmonie.

Et nous le faisons lorsque nous utilisons la respiration et travaillons la chimie du corps. Mais la clé, c'est de prendre conscience que nous ne sommes pas limités à la réalité que notre esprit crée.

Retenez que si vous vous pouvez ralentir votre esprit, vous vous sentirez nettement mieux. Lorsqu'il s'agit de trouver des solutions, votre esprit devient très réactif et très rapide. Et les conclusions engendrées par votre esprit vont conditionner vos cellules à répondre en fonction de celles-ci. D'où l'importance d'apprendre à ralentir afin d'apporter les bonnes solutions, et non celles qui sont biaisées.

AGIR SUR NOTRE ÉPIGÉNOME

Pour cela, il faut comprendre un élément important du concept d'épigénétique (étude des changements d'activité des gènes). Il existe des sortes de petites antennes à la surface de nos cellules. Elles captent des messages, des informations et les fréquences des ondes énergétiques de notre environnement, ainsi que de l'environnement que nous créons avec notre esprit.

Notre esprit a une grande influence sur notre champ énergétique, plus que sur n'importe quelle autre chose.

Si nous pouvons ralentir l'esprit et lui permettre de rester dans l'instant présent, à ce qu'il fait à l'instant T au lieu de se mettre à écrire des scénarii irréels et potentiellement dangereux auxquels nos cellules vont réagir comme si c'était vrai, alors nous connaîtrons la vraie liberté.

Ces petites antennes captent les modes d'inquiétude, détectent les fréquences d'éventuelles menaces et envoient ces messages à l'intérieur des cellules. Et ces cellules produisent alors des substances chimiques en réponses à ces messages. Elles seraient appropriées si nous étions en situation d'attaque. Mais si ce n'est pas le cas, alors ces produits chimiques vont épuiser et griller notre système, parce que nous ne sommes pas conçus pour vivre en stress permanent.

Il y a 11 milliards de bits d'informations qui bombardent notre champ énergétique chaque milliseconde. Et, contrairement à ce que l'on pourrait croire, elles n'arrivent pas en priorité dans notre cerveau. Elles arrivent en premier dans notre intestin, sont filtrées, puis envoyées ensuite au centre du cerveau (par impulsions chimiques et nerveuses à travers le nerf vague et le système endocrinien) afin de nous déclencher des impressions et des idées. Elles peuvent nous donner la sagesse si nous n'interférons pas avec elles, si nous les laissons juste venir et s'élever.

Ainsi, lorsque nous nous fions à notre instinct, nous prenons en fait une décision basée sur des milliards de fois plus d'informations que ce que l'esprit seul peut traiter. Or, nous sommes conçus pour traiter avec l'intelligence universelle. À condition que l'instinct et l'intuition soient purs.

L'une des façons d'y parvenir est de ralentir notre respiration et de pratiquer la respiration ventrale.

CHAPITRE 5 - TRANSFORMER NATURELLEMENT SON ADN

RE-APPRENDRE À RESPIRER

La pratique de la respiration ventrale :

Approfondissez votre respiration, descendez la dans votre ventre et oxygénez votre circulation sanguine en respirant dans les lobes inférieurs de vos poumons. La respiration ventrale va faire des milliers de fois plus pour vous que la respiration dans les lobes supérieurs des poumons.

Dans les lobes inférieurs des poumons, nous avons une vascularité plus élevée, ce qui permet au sang d'être oxygéné plus rapidement. On trouve également plus de terminaisons nerveuses à la base des poumons, qui sont parasympathiques : il s'agit en fait de la partie du système nerveux autonome, celle qui nous calme et nous dit de nous détendre, que le problème est parti, que tout va bien.

En respirant dans ces parties, des choses se mettent en œuvre comme le filtrage, la purification, la guérison, la digestion, le réapprovisionnement, le rajeunissement, le bien-être et l'immunité.

Il est donc primordial d'activer cette partie du système nerveux. C'est ce que j'enseigne avec la respiration 1-4-2.

Une autre technique peut être mise en place à présent. Elle consiste à respirer comme l'être multidimensionnel que nous sommes, plutôt que de respirer basiquement par les sinus et les poumons, etc...

LE BIOFIELD EN LIEN AVEC NOTRE BAGAGE VIBRATOIRE

Il existe un champ d'énergie mesurable appelé éthérique. J'enseigne très souvent ce sujet. Voir ici : bit.ly/appdusucces

Il s'agit de bioénergie. C'est l'énergie de notre système et c'est ce dont nous sommes faits. C'est incroyable, et c'est tout un monde que nous devons explorer. Exactement ce que je vis et enseigne depuis plus de sept ans.

Je dirais que le biofield est le système électrique du corps dans son ensemble, qui comprend toute l'énergie électrique qui nous traverse et qui nous alimente, ainsi que le champ magnétique qui nous entoure.

La santé électrique s'occupe de ce système et s'assure qu'il soit optimisé.

Et c'est exactement ce que nous traitons en élevant nos vibrations.

Il faut savoir que cette machine électro-magnétique contient les informations de nos ancêtres. C'est quelque chose que je connais bien.

Ces dernières années, de plus en plus de personnes se sont passionnées pour cette idée de la guérison ancestrale et systémique.

Mais ce que j'ai appris de ce travail, c'est que nous sommes beaucoup plus informés par les expériences de nos ancêtres et leurs sentiments intérieurs. Par exemple, si votre père était anxieux et votre mère dépressive, ces sentiments toxiques, dépression et anxiété, vont impacter votre propre vie.

Tout ceci fait partie de votre bagage vibratoire et est intégré sous forme de protéines sur vos brins d'ADN. En comprenant que notre ADN a la capacité de se transformer en fonction de notre élévation vibratoire, nous prenons conscience que tout ce que nos ancêtres nous ont légués, peut se réparer.

RECHARGER SES BATTERIES

Nous ne reconnaissons pas ou ne comprenons pas la nature biologique de nos corps. Que la lumière qui est en nous est la même lumière qui éclaire le soleil est celle qui éclaire notre corps électrique.

Lorsque mon PH est bas, que dois-je faire ? Manger plus de légumes verts, boire plus d'eau à PH élevé, chercher à devenir alcalin à l'intérieur de mon corps.

Voir ici : bit.ly/systemeRPV

C'est en quelque sorte la réponse standard. Mais si vous regardez à travers la lentille électrique, vous allez vous apercevoir que votre voltage est faible.

Alors, que dois-je faire d'autre ?

Pour mieux comprendre, laissez-moi vous poser une question : que se passe-t-il lorsque la tension de votre batterie est faible et que votre téléphone ne fonctionne plus ?

Lorsque la charge s'épuise, vous devez le brancher. Vous devez recharger la batterie. C'est la même chose avec le corps.

Mais ce que la plupart des gens font avec leur corps électrique, c'est qu'ils le déchargent plus qu'ils ne le rechargent.

Ils donnent plus qu'ils ne reçoivent. Ils donnent plus qu'ils n'encaissent.

Il y a beaucoup de raisons pour lesquelles nous faisons cela. La plus importante est l'estime de soi.

Il existe une autre façon de traduire le langage chimique en langage électrique.

La molécule d'oxygène possède quatre électrons libres. Et lorsque nous inspirons, ces électrons adhèrent magnétiquement à l'hémoglobine de notre sang et se font déposer là où il y a une carence. Ils sont attirés magnétiquement par des cellules.

Nous pouvons passer des semaines sans nourriture. Nous pouvons passer des jours sans liquide, mais nous ne pouvons pas rester quelques minutes sans respirer. Cela vous indique donc où se trouve la source principale de notre vie, elle vient de la respiration.

Et beaucoup de gens, surtout ceux qui ont subi un traumatisme, ne respirent pas correctement. Ils respirent peu profondément et ont souvent des trous entre les respirations ou des périodes où ils ne respirent tout simplement pas. Il n'y a donc pas de courant qui arrive.

Conséquence : le corps commence à s'affaisser parce qu'il n'y a tout simplement pas assez de charge électrique dans le système.

CHOISIR UNE ALIMENTATION VIVANTE ET VIBRANTE

La nourriture est une autre source de décharge des batteries. Le sucre raffiné et les farines avec gluten n'ont ni lumière ni vie en eux.

La digestion est en fait un processus électrique. C'est un processus de fermentation électrique. Les bactéries de votre intestin sont électriques.

Et si vous n'avez pas assez de courant, vous n'obtenez pas les nutriments de la nourriture. Et il ne s'agit pas seulement des nutriments... vous n'obtenez pas non plus les électrons. Les électrons sont ce qui permet la livraison. Vous fonctionnez au jus électrique.

Ce sentiment de stress oxydatif est dû aux électrons qui s'échappent des cellules et s'éparpillent en déplaçant les toxines à travers le système.

Donc, le conseil le plus simple que je puisse donner en matière d'alimentation à quelqu'un, est de choisir sa nourriture en pleine conscience en se posant les questions suivantes :
- Est-ce que cette nourriture vit ?
- Est-ce qu'elle contient de la lumière ?
- A-t-elle des électrons ?
- Y a-t-il du jus que mon corps utilisera ?
Si c'est le cas, mangez-le. Si ce n'est pas le cas, évitez-le.

Pour stopper gaz, ballonnements, brûlures d'estomac, indigestion, maux d'estomac... Stoppez les produits laitiers de vache et le pain, ainsi que tous les plats industriels à sucre rajouté.

CONCEPT DE RÉALITÉ INDUITE

À chaque instant, vous devez prendre une décision pour faire en sorte d'augmenter votre vibration.

C'est ce qui va vous permettre de transformer naturellement votre ADN, votre constitution génétique, la structure de votre génome. Votre ADN n'est pas solide. Il est toujours en train de changer. Il est toujours en train d'apprendre de votre environnement.

Pour prendre un exemple :
Si vous traînez avec des gens qui ne sont pas les meilleurs, vous commencerez littéralement par vous transformer en eux. C'est ainsi que fonctionnent les neurones miroirs.

Vous avez certainement déjà entendu parler ou connu des personnes qui ont pris soin de leur proches, de leurs parents et qui ont commencé à leur ressembler. Ou, vous regardez ces couples qui, pour ainsi dire, s'aiment tant qu'ils commencent à changer de forme et à se ressembler.

Tous ces changements s'effectuent dans votre ADN. Parce que vous ne pouvez pas changer sans que votre ADN ne change. Votre ADN est toujours en apprentissage.

Lorsque vous êtes un enfant, vous regardez vos parents qui sont plus âgés, et vous enregistrez automatiquement que c'est comme ça qu'on évolue, encore une fois. Vous avez la nature, avec laquelle vous êtes né, et tout ce que vous ont légués vos schémas héréditaires. Puis, vient l'aspect éducatif. Vous regardez autour de vous et vous vous dites : "Oui. C'est vrai."

Les gens vieillissent. C'est comme lorsque vous étiez jeune enfant et vos parents plus âgés. Tout au long de votre vie, ils ont continué et continuent de vieillir. Ils deviennent plus

décrépits, ils perdent leurs facultés et vous vous dites : "Oui, c'est le mécanisme que je suis."
Et c'est prouvé : à travers la société, à travers les films, à travers les décès familiaux, etc. C'est comme s'il était tout à fait normal que les humains vieillissent, que nous prenions cela comme une réalité.

Mais ce n'est qu'une réalité induite.
N'y a-t-il pas des possibilités de vieillir plus jeunes ?

En Amazonie, il y a des personnes de 70, 80 ans qui ont l'air en meilleur forme que des personnes qui ont la trentaine et la quarantaine dans une société "civilisée".

Comment cela se fait-il ?

Vous pourriez répondre :
« Eh bien, c'est votre nourriture. »
Non, c'est plus que de la nourriture car beaucoup de gens mangent vraiment sainement, où qu'ils soient, mais ils vieillissent encore.

En réalité, et encore une fois, c'est votre génétique, la composition ou la structure génétique. Il s'agit de cette épigénétique qui examine la structure, puis la modifie.

Pour illustrer…

Prenez votre propension à attraper des maladies cardiaques. Vous mangez de meilleurs aliments pour préserver votre cœur. Mais même après coup, vous avez toujours cette propension à avoir une maladie cardiaque.

Autre exemple connu : les schémas d'abus. Ils sont toujours dans les couches les plus profondes et ils se répètent.

L'ADN est une structure dynamique. Il est très fluide. Il change. Il se transforme.

LES RÉGLAGES MÉCANIQUES

Il est donc nécessaire de le reprogrammer. Pour enrayer la possibilité d'avoir une maladie cardiaque. Pour ne plus reproduire les schémas répétitifs...

C'est une question de fréquences et de vibrations. Lorsque vous élevez vos vibrations, vous commencez à résonner à une certaine fréquence qui modifie la mécanique de votre ADN, qui modifie la façon dont il reproduit chaque cellule de votre corps. C'est ce qui va changer votre structure physique et votre santé.

Et ce processus passe obligatoirement par des réglages mécaniques à mettre en œuvre pas à pas.

LES RÉGLAGES AUDIOS

Il peut également passer par des réglages de fréquences audios. Car nous réagissons également à cela.

La musique par exemple.
Je n'écoute pas Mozart en gamme d'ultrasons,

parce que je ne résonnerais pas avec aussi bien que sur le champ audible.

Quant à la « musique » de notre cœur... Nous connaissons la gamme sympathique et parasympathique.

Elle est réglée entre 0 et 0,4 Hertz, la recherche allant à présent plus sur 0,5 Hertz. Quoi qu'il en soit, la science a découvert cette gamme. C'est là qu'opère le système nerveux autonome.

Mais nous avons un autre intervalle.

Je l'appelle « les fenêtres de fréquences » car, dans la nature, tout se développe en fenêtres. « Fenêtre » signifie la portée avec laquelle vous pouvez parler, communiquer ou réagir.

Nous entendons donc de 20 à 20 000 Hertz. Il s'agit de la gamme de notre audio, de notre écoute.

Et maintenant vous pouvez imaginer que le cœur émet une fréquence. C'est comme un diapason qui dit bonjour. « Salut, je suis ici. »

En écoutant les battements du cœur on arrive dans la gamme supérieure à 20 Hertz.

Alors, vous commencez à l'entendre ?

En continuant le processus, on peut arriver au Gigahertz (un milliard de hertz) que vous divisez par la vitesse de la lumière. Ce n'est qu'une formule mathématique. Mais vous obtenez ainsi la longueur d'onde. Et cette longueur peut être traduite en couleur, par exemple vert.

C'est ainsi que la fréquence cardiaque peut être traduite en lumière, qui elle-même varie.

Cette fréquence peut s'adapter à la fréquence musicale, c'est pourquoi il est conseillé d'écouter de la musique classique, Mozart par exemple, ou de la musique baroque. Et éviter les musiques stressantes avec des basses trop fortes ou des vibrations très basses, comme le rap, qui va, de par sa variabilité, engendrer du stress.

Les vibrations communiquent entre elles. Si vous écoutez de la musique répétitive comme de la techno, votre variabilité diminuera par rétroaction biologique.

C'est pourquoi je conseille aux personnes atteintes de maladies graves d'écouter du Mozart ou du Bach.

Car, tout comme l'a prouvé le professeur Emoto avec ses travaux sur la mémoire de l'eau, ces musiques ont des possibilités de guérison car elles impactent directement le cœur de la cellule.

CHAPITRE 6 - AUTRES RÉGLAGES PHYSIQUE : MAÎTRISER LE pH DE VOTRE SANG

J'enseigne à mes élèves comment atteindre un pH supérieur à 7,5 au niveau du sang, alors que la moyenne de la population française se situe à 5 (pH acide).

Pourquoi est-ce important ?

Parce qu'un pH maîtrisé nous permet de déplacer plus facilement les charges d'électrons.

La peur et le stress limitent les transferts d'électrons. Et cette limitation entraîne encore plus de pH acide. Et donc, plus de peur et de stress... C'est un cercle vicieux.

Vous devez donc augmenter votre pH rapidement, car c'est une clé majeure du changement.

PROTÉGER SON SECOND CERVEAU

Le cœur a un champ magnétique 2000 fois plus puissant que le cerveau.

Ce qui faisait dire à Saint-Exupéry : « On ne voit bien qu'avec le cœur ».

Stimulez donc la gamme parasympathique. Cela aura pour effet de calmer le cerveau qui est sans cesse dans les émotions. Les émotions sont sa drogue. Il n'y a que dans le calme que vous pouvez les maîtriser. Ceux qui vous manipulent le savent pertinemment. Et font en sorte que vous n'ayez jamais un moment de répit. C'est à vous, et à vous seul de vous l'accaparer. Pour cela, utilisez la méthode de respiration 1-4-2 Voir ici : bit.ly/appdusucces

Nous avons 3 cerveaux. Et celui que vous pensez primordial, dans votre boîte crânienne, n'arrive qu'en 3è position. Le premier est le cœur, dont le champ magnétique est 2000 fois plus puissant que celui du cerveau. Le second est l'intestin, composé de plusieurs centaines de millions de neurones. C'est pourquoi, l'entretien de l'intestin est essentiel pour la plupart des gens.

Je crois vraiment qu'un pourcentage très élevé de la population a, à un niveau ou à un autre, un intestin qui ne fonctionne pas correctement. Le biome, le terrain, a été changé, que ce soit par une interaction chimique, des pesticides, des antibiotiques, des métaux lourds... issus directement de nos choix de style de vie. Dans certains cas, la situation est potentiellement mortelle.

Quelqu'un qui souffre d'une infection bactérienne va se voir prescrire un antibiotique.

Mais la réalité est qu'une fois qu'un antibiotique a été pris, il change la polarité du tractus gastro-intestinal à une charge électrique positive.

Conséquence problématique : l'intestin se retrouve avec des bactéries aérobies qui ont des envies de nourriture différentes de la microflore anaérobie.

Quand nous avons des bactéries aérobies, nous voulons du sucre, des glucides du gluten et des aliments de même acabit.

Quand nous avons une microflore anaérobie dans l'intestin, alors nous avons des envies d'aliments dits sains tels que fruits et légumes. La microflore anaérobie est conçue pour convertir les aliments riches en fibres, et les aliments à chaîne courte, acides gras et acides gras à chaîne moyenne, en hydrogène gazeux et autres gaz qui aident le corps.

Donc, une fois que la polarité de l'intestin a dévié au positif, le moyen le plus rapide de restaurer la fonction intestinale consiste à modifier le tissu épithélial ou la muqueuse intestinale à un potentiel électrique négatif.

La fréquence parfaite se situe autour de moins 300 à moins 400 millivolts de potentiel électrique. Et une fois réalisé, les études prouvent que la microflore se stabilise rapidement.

Vous avez donc effectivement modifié le terrain (ou le biome) pour que les bactéries aérobies n'aiment plus y vivre, et que les anaérobies l'habitent.

La proportion devrait toujours être à peu près de 1% à 4% de bactéries aérobies contre 96% anaérobies.

Lorsque nous changeons de polarité, le contraire se produit. L'anxiété, la dépression, les envies de « junk food » se produisent.

Ce qu'il est important de retenir, c'est que sans microflore anaérobie, la fonction immunitaire qui représente dans l'intestin 60 à 70% de notre fonction immunitaire, n'est plus active.

La modification du potentiel électrique est le moyen le plus simple de rétablir le biome.

C'est ce que permet l'AnypsoAmplifier® que j'ai fait développer.

Voir ici : bit.ly/anypsoampli

Il envoie une charge électrique de moins 450 millivolts à l'eau placée sur le transmetteur, et restructurée. Lorsqu'on boit de cette eau, elle passe par l'estomac, le duodénum et l'intestin grêle. Elle commence à changer ce potentiel absorbé dans le tractus intestinal et modifie et stimule la microflore anaérobie en quelques heures à quelques jours.

LE RÔLE DU GAZ D'HYDROGENE

Lorsque notre corps fonctionne de manière optimale, nous sommes censés produire 10 à 12 litres de gaz d'hydrogène par jour dans notre tractus gastro-intestinal. Maintenant, cela ne se produit que si nous avons les bonnes bactéries intestinales et que nous mangeons des aliments riches en fibres, ainsi que des aliments décomposés en acides gras à chaîne courte ou à chaîne moyenne.

Lorsque nous adoptons les habitudes alimentaires appropriées, nous produisons ces bactéries étonnantes appelées hydrogènotrophes qui font partie de la famille de la microflore anaérobie. Et qui convertissent la fibre en hydrogène gazeux et le consomment comme source d'énergie.

Ce qui est vraiment intéressant, c'est que les bactéries dans l'intestin créent leur propre nourriture ou ce que nous appelons source d'énergie. 30% de l'hydrogène produit dans l'intestin est consommé par les bactéries elles-mêmes sous forme d'énergie, c'est leur aliment.

Ainsi 70% de l'hydrogène entre dans le corps pour réduire l'oxydation et moduler les voies. Ces voies sont : le sympathique, le parasympathique, les télomérases, les actions enzymatiques dans le corps, ghréline et sécrétions, dont nous parlerons pour les problèmes neurologiques. Plus de 200 biomolécules qui couvrent réellement tout le corps, ont été identifiées comme réglementées par l'hydrogène gazeux.

Quand nous avons des dommages intestinaux, nous ne produisons pas d'hydrogène comme nous devrions.

LE RÔLE DE LA GHRÉLINE

Neurologiquement, lorsque nous avons de l'hydrogène dans notre intestin ou notre estomac, la ghréline est stimulée.

Beaucoup de monde a entendu parler de la leptine, mais la plupart des gens ne connaissent pas la ghréline, que nous appelons l'hormone de la faim. Non pas parce qu'elle nous donne faim, mais parce que lorsque nous avons faim, cette hormone est libérée.

La ghréline va à l'hippocampe, l'hypothalamus et le tronc cérébral pour augmenter la fonction cognitive, changer la plasticité du tissu cérébral, et donc la fonction cérébrale réelle.

Il existe de nombreuses études sur l'hydrogène affectant l'autisme, la maladie de Parkinson,

Alzheimer, la bipolarité et la schizophrénie. Quand nous manquons de cette production d'hydrogène, nous manquons également de sécrétions de ghréline. C'est ainsi que nous nous retrouvons avec des complications ou des maladies neurologiques.

LE RÔLE DE L'EAU DE NOTRE CORPS

Nous devons comprendre que notre corps est comme un grand verre d'eau. Nous sommes composés à 70% d'eau. Donc, s'il est vrai que l'eau change de structure ou change de comportement en fonction de différents types de musique, de son ou mots, alors qu'arrive-t-il à l'eau qui est en nous lorsque nous disons des choses négatives à d'autres personnes, que ces personnes en disent sur nous, ou si nous avons des intentions inappropriées ?

Chacun de nous utilise des fréquences dans notre quotidien. Lorsque vous serrez la main de quelqu'un ou que vous étreignez une personne, vous ressentez quelque chose.

Parfois c'est une bonne chose, parfois quelque chose de préoccupant.

Si quelqu'un est en colère contre vous et qu'il vous crie dessus ou qu'il vous dit quelque chose de négatif, vous ne pouvez pas me dire que vous ne ressentez rien.

C'est cette énergie dont je parle et qui peut nous affecter. Et ce que nous savons, c'est que l'eau a la capacité de transporter avec elle, des fréquences ou de l'énergie, et de modifier le cœur de la cellule.

CHAPITRE 7 - LES MEILLEURS OUTILS DU BIOMAGNÉTISME
L'ANYPSOAMPLIFIER® : SE SOIGNER PAR MIMÉTISME CELLULAIRE

Avec l'AnypsoAmplifier®, il n'y a pas besoin de Wi-Fi ou de Bluetooth pour ce qui se trouve dans la machine. Elle utilise l'intrication quantique.

L'intrication quantique peut affecter les choses à de grandes ou courtes distances.

Les fréquences éthériques envoyées par la machine vont directement impacter le cœur de la cellule.

Et, cerise sur le gâteau, elles protègent directement des CEM en créant un bouclier. Elles protègent aussi de toutes radiations néfastes, notamment les gammes de 3 à 9G.

Le langage de l'univers passe par la fréquence. Chaque partie de notre corps peut avoir une fréquence optimale ou une fréquence de résonance. Nous savons que lorsque les fréquences sont en harmonie, il n'y a pas de pathologie et donc pas de stress. C'est ainsi que nous avons été conçus.

Cette technologie est essentiellement une communication bidirectionnelle où nous pouvons dire si cette partie du corps est dans une fréquence de résonance, ou si elle est stressée.

En une seule séance d'une heure, l'ensemble du champ bioénergétique du corps est de nouveau en état de fonctionnement optimal.

Lorsque nous avons une perturbation émotionnelle, celle-ci affecte intérieurement nos organes.

L'AnypsoAmplifier® traite de ce dont Tesla et Einstein ont parlé. Il attire et amplifie les énergies éthériques.

Il vous permet de capter une fréquence et d'informer un support avec cette fréquence. Vous pouvez informer l'intérieur de vos cellules avec des programmes énergétiques, vos propres affirmations, de l'huile essentielle, des fleurs de Bach. Il agit comme un amplificateur d'énergie subtile, directement envoyée au plus profond de vos cellules.

Pour la décennie à venir, cette technologie est essentielle pour éradiquer les perturbations énergétiques qui vont s'accroître dans des proportions alarmantes.

Nous devons évoluer émotionnellement, spirituellement, physiquement, mentalement au point où nous pourrons dire que le corps se guérit lui-même.

Chaque cellule du corps a une bicouche lipidique et cette bicouche lipidique est polarisée ou possède une charge.

Lorsque vous avez une blessure ou un traumatisme dans votre corps physique, cela peut perturber ce potentiel de membrane cellulaire et donc interrompre le système nerveux autonome du corps. Et cela crée un dysfonctionnement généralisé, simplement parce que le système nerveux est incapable de communiquer de manière appropriée avec les cellules du corps.

En une séance d'amplification, vous modifiez en fait le potentiel de la membrane cellulaire, de sorte que les cellules fonctionnent de manière plus optimale, soient capables de faire entrer et sortir les nutriments plus efficacement, de communiquer avec le reste du système nerveux et le système lymphatique.

Nous constatons même que cela permet une meilleure communication avec les neurotransmetteurs principaux et rétablit l'équilibre hormonal.

Nous devons prendre conscience que le fondement chimique électrique des cellules est le fondement de toute communication à l'intérieur du corps. Les cicatrices en particulier interrompent cette membrane cellulaire et interrompent la communication, tout comme les nanobots et l'oxyde de graphène.

Donc, la bioénergie peut être décrite comme le bio, la vie et le magnétisme, l'énergie, l'énergie magnétique entourant la vie.

LES AIMANTS

En utilisant des aimants, nous pouvons manipuler physiquement l'énergie dans notre corps.

Les aimants déplacent les protons d'hydrogène qui composent l'eau. L'eau est H2O. L'eau peut être cassée en protons d'hydrogène séparés et en ions hydroxydes OH. Et ainsi, en utilisant des aimants sur différentes zones du corps, vous pouvez changer le pH et le stabiliser. Vous déplacez physiquement de l'énergie.

Le PH représente l'hydrogène potentiel, et il nous indique si quelque chose est alcalin, acide ou neutre. Il y a quelque chose appelé « effet

Bohr » qui se rapporte au pH et à la capacité de l'hémoglobine de s'accrocher aux molécules d'oxygène.

À un pH spécifique, l'hémoglobine, qui se trouve à l'intérieur des globules rouges, retiendra plus d'oxygène et l'apportera aux tissus. Et les tissus qui sont plus acides, à mesure que l'hémoglobine arrive, vont libérer cet oxygène qui sera plus facilement absorbé.

Ainsi, en utilisant les aimants, vous pouvez aider le corps à récupérer et à fournir l'énergie nécessaire pour qu'il commence à guérir et à retrouver son homéostasie.

Les cellules nécessitent une énergie de maintenance d'environ -20 millivolts pour pouvoir fonctionner et survivre.

Et lorsque ces millivolts passent dans la plage positive, la maladie se produit. C'est alors que le corps cesse de fonctionner correctement. Ainsi, en utilisant les aimants, vous pouvez maintenir ce potentiel d'énergie négative, et permettre aux cellules de continuer à fonctionner dans leurs états énergétiques naturels.

L'énergie électromagnétique et les aimants sont des fréquences, tout comme nos pensées sont des fréquences également. Par exemple, si je dis que je vais donner un coup de poing tout de suite, je n'ai pas à le faire tant que ce n'est pas ma véritable intention, tant que je n'envoie pas cette fréquence mentale à travers mon cerveau, le tronc cérébral, les neurones, les muscles, les ligaments, les nerfs, pour donner ce coup de poing.

Je n'ai pas besoin de connaître la physiologie, l'anatomie impliquée. J'ai juste besoin de l'énergie, la fréquence de l'intention.

Combien de changements physiologiques se produisent du cerveau aux doigts de la main entre le temps d'y penser et le temps de le faire? En fin de compte, cela n'a pas d'importance.

Cela prend juste la fréquence d'une intention, une pensée vibrationnelle qui va de votre cerveau jusqu'à vos mains. Ainsi, la bioénergie intègre tout cela.

Même si je ne connais pas la physiologie et l'anatomie impliquées dans la fermeture de mes mains, quand je veux faire quelque chose, j'ai juste besoin d'y penser, d'envoyer la fréquence de l'intention, et ça arrive.

RECOMMANDATIONS GÉNÉRALES

Nous pouvons donc faire de même avec notre système immunitaire, avec notre circulation, avec notre tension artérielle en contrôlant nos émotions, nos pensées ainsi que notre alimentation.

Parce que nous sommes ce que nous mangeons.

Notre nourriture contient de l'énergie. Plus la nourriture est saine et alcaline, plus elle fournira d'énergie nutritionnelle à notre corps. Et plus nos pensées seront claires.

Nous pourrons donc les envoyer avec une intention puissante et suffisamment ciblée, vers certaines régions du corps, peu importe le nombre de tissus à traverser. Et la fréquence de notre pensée impactera directement la région concernée.

Evitez les aliments inflammatoires et changez votre état mental, couchez-vous plus tôt pour améliorer votre sommeil. Mettez un masque occultant si vous avez des sources de pollution lumineuse. Et mettez des plugs d'oreilles si vous êtes dans un environnement bruyant. Hydratez-vous, car votre corps est composé à 70% d'eau, en priorité avec de l'eau à PH élevé, idéalement supérieur à 8. Et si vous désirez déplacer des protons d'hydrogène et des ions hydroxydes, créez-vous un environnement fluide.

Si vous êtes déshydraté, votre corps est comparable à la boue. Tout se déplace très lentement.
Et de fait, plus vous êtes hydraté, mieux les flux peuvent circuler.

L'hydratation, les régimes alcalins et une attitude mentale positive vont booster votre système immunitaire.

Au contraire, le stress et un état mental opaque vont réguler à la hausse vos surrénales. Cela aura pour effet de diminuer votre système immunitaire et de vous rendre enclin à attraper des infections.

Si vous méditez, si vous faites du yoga, si vous maintenez une attitude mentale positive et que vous effectuez des exercices de respiration profonde, et cela au quotidien, ça contribuera à renforcer votre système immunitaire et à élever votre état métabolique.

Souvenez que vous ne pouvez pas vous attendre à avoir des résultats en continuant à manger de la glace, des hot-dogs, des hamburgers, des pizzas, de la charcuterie, du porc, du bœuf, prendre des anxiolytiques, fumer, boire des alcools forts et ne pas faire d'exercice.

Ce genre d'habitudes créent des déséquilibres spécifiques à l'intérieur du corps à cause de l'acidité générée.

Des expériences avec les aimants ont été menées par le Dr Raymond Hilu, en Espagne. Un éminent spécialiste de la bioénergie du corps, que j'ai eu l'honneur de connaître.

Il a réalisé une expérience en direct devant un parterre de journalistes.

Il a prélevé une goutte de sang sur une patiente, qu'il a placé sur son microscope. Il a fait constater à chacun des invités ce qui se produisait.

Cette patiente était dans un état de santé déplorable et au microscope, on pouvait voir les globules rouges agglutinés en grappes. Le sang était épais, visqueux. Cela prédispose aux crises cardiaques, aux accidents vasculaires cérébraux, aux caillots sanguins dans différentes zones, que ce soit aux poumons ou aux jambes. Cela rend le sang plus visqueux. On pouvait clairement voir des cristaux de cholestérol.

Il commence à placer des aimants sur la patiente. Positif du côté droit, négatif de l'autre. Il donne ensuite environ quinze minutes d'interview avec un journaliste. Pendant ce temps il a laissé la femme allongée avec les aimants sur son corps.

Le Dr Hilu procède ensuite au prélèvement d'un autre échantillon de sang pour le comparer au premier. Et ainsi, alors qu'avant on voyait une agglutination des globules rouges, il fait constater à toutes les personnes présentes que cette fois, ces mêmes globules se déplacent à présent librement.

Tout le monde est étonné. Le Dr Hilu explique alors, que la potentialité a été rétablie à l'intérieur du corps grâce aux aimants.

Et que le sang ressemble maintenant à celui d'une personne de 18 ans.

LES CHAMPS D'INFORMATION PERSONNELLE ET UNIVERSELLE

Vous devez comprendre que votre intuition, votre faculté à méditer et votre niveau de conscience spirituel sont liés à votre système nerveux.

Le cerveau et la conscience sont intimement liés, tout comme la conscience intégrative et le champ d'informations.

Le champ d'information est un énorme corpus d'informations universelles à la disposition de chacun de nous à travers notre connexion, à ce que Jung a appelé l'inconscient collectif, et à ce que nous appelons maintenant conscience intégrative.

Comment ça marche ? Comment le champ universel peut-il contenir des informations à notre disposition ou à celle de notre conscience ?

Regardez le champ électromagnétique dans l'univers. Nous croyons que le champ électromagnétique universel a la possibilité de stocker des informations de la même manière que les ordinateurs stockent des informations sur bandes magnétiques. Tout ce que vous pensez, ressentez, faites et dites crée un champ électromagnétique

Nous le savons grâce à la biophysique et aux informations dont nous disposons. Toute émotion jamais ressentie par quiconque serait et pourrait être stockée dans ce champ et nous pouvons y accéder.

Ce n'est pas vraiment un hasard si exactement les mêmes découvertes sont faites sur les côtés opposés de la planète par différents scientifiques en même temps, alors qu'ils n'ont pas communiqué entre eux.

Ce n'est pas une coïncidence. Cela fait partie de cette manifestation.

Des formes similaires, des champs d'information, résonnent et échangent des informations dans une force de vie universelle.

La vision peut impliquer un processus bidirectionnel vers l'intérieur (mouvement de lumière), et une projection vers l'extérieur d'images mentales ou d'interprétation du processus et des informations visuelles qui entrent. Sheldrake a écrit cela en 1981. Nous accédons et co-créons notre champ d'information et notre environnement en partie, par la façon dont notre cerveau fonctionne et la façon dont notre champ interagit avec tous les champs autour de nous.

FONCTIONNEMENT DU CHAMP MAGNETIQUE HUMAIN

Chaque électron en mouvement crée un champ magnétique. C'est de la physique de base. Votre corps est plein d'électrons en mouvement. Il génère un champ magnétique. Chaque organe du corps contribue à alimenter ce champ, en particulier le cerveau et le cœur. Ces derniers ont des champs assez forts et suffisamment organisés pour que vous puissiez les mesurer dans un électro-encéphalogramme ou dans un électrocardiogramme.

Le champ magnétique terrestre et le champ magnétique universel se rencontrent. Ils se connectent, fusionnent et interagissent les uns avec les autres.

Ainsi, les champs magnétiques de l'univers entier atteignent et interagissent avec la Terre. Et votre champ magnétique personnel interagit avec le champ terrestre. Nous sommes tous reliés par ce champ les uns aux autres, ainsi qu'au champ universel.

Nous accédons à ces informations universelles stockées dans le champ d'information lors du téléchargement de notre propre champ électromagnétique dans le centre de traitement que nous appelons le cerveau, et ce, jusqu'à l'âge de sept ans.

Ce téléchargement crée notre expérience de la réalité. Le cerveau et le corps créent notre perception, ainsi que notre expérience de la réalité et de la conscience. Donc, et cela peut être difficile à assimiler, la « réalité » n'existe pas et dépend uniquement de votre perception. Et chaque expérience dépend de la façon dont votre cerveau traite et intègre l'information dans le cortex frontal. Le traitement de l'information est modifié par connexion aux centres de stress du mésencéphale, de la moelle épinière et du système endocrinien.

Donc, tout ce qui entre dans le cortex par vos yeux, vos oreilles, votre champ sensoriel ou votre intuition est modifié par ceux-ci.

Nous pensons avoir une émotion, mais elle est créée par des interaction entre le cerveau, le système endocrinien, puis modifiée par des neurotransmetteurs qui agissent dans notre système immunitaire, notre cerveau et notre corps émotionnel, notre corps endocrinien. Votre cerveau et votre corps déterminent comment vous vous connectez avec ce champ d'information.

Notre expérience humaine de la réalité et de la conscience dépend de notre connexion au champ universel et du fonctionnement du cerveau, du corps et du système endocrinien.

UTILISATION DE LA FREQUENCE SPECIFIQUE DU CHAMP ÉTHÉRIQUE

Des fréquences spécifiques peuvent modifier le cerveau et le corps afin de réduire le stress et améliorer votre expérience de la conscience ainsi que votre accès au champ d'information.

La première chose que nous utilisons pour y parvenir provient des huiles essentielles. Fabriquée essentiellement avec l'essence concentrée des plantes. Ces huiles spéciales sont élaborées à partir de plantes bio, distillées à la vapeur douce afin de capturer l'essence vitale de la plante.

Lorsque vous l'appliquez sur le récepteur de la machine AnypsoAmplifier®, vous assimilez cette essence de vie à votre propre essence et cela augmente simplement votre fréquence et améliore votre énergie.

La fréquence est en quelque sorte notre charge électrique.

Roches, cristaux... tout dans la nature a sa charge électrique et tend vers ce concept de résonance et de dissonance similaires. La résonance, c'est quand une chose en élève une autre.

L'énergie ou la tension circulent comme la fréquence de vibration supérieure à la fréquence de vibration inférieure.

Ce que nous voulons faire, c'est comprendre ce qui nous élève et l'accroître. Comprendre aussi ce qui nous entraîne vers le bas permet de limiter cette descente autant que possible.

Nous pouvons utiliser ce que la nature nous met à disposition comme les cristaux, les plantes, les essences concentrées de plantes pour nous élever.

Mais également nous servir de machines spécifiques, comme l'AnypsoAmplifier® qui va produire les mêmes effets positifs. Notamment en utilisant de l'huile essentielle de rose car elle a la fréquence la plus élevée parmi toutes les huiles.

L'IMPACT DES ODEURS SUR NOS RÉCEPTEURS

La chercheuse lauréate du prix Nobel nommée Linda Buck, a découvert que lorsque nous sentons quelque chose, cela pénètre dans notre système par procédé de messagerie, à travers nos récepteurs olfactifs. On inhale quelque chose, et cela envoie un signal à notre cerveau. C'est donc la preuve qu'il existe certains récepteurs olfactifs qui détectent l'odeur, une odeur qui peut, par exemple, être liée aux dangers d'un prédateur.

Linda a mis en avant que ce qui annule ce signal de danger, est l'odeur des roses. S'arrêter pour sentir des roses a beaucoup d'effets positifs sur notre corps. Et ça a été scientifiquement prouvé. L'odeur des roses calme notre système nerveux afin que nous ne nous mettions pas en état de danger et en réaction de combat ou de fuite.

Nos différentes émotions ont tendance à graviter vers des organes spécifiques. Comme le chagrin gravite vers les poumons. La colère gravite vers le foie. La peur gravite vers les reins.

À un certain moment du processus de désintoxication, vous vous heurtez en quelque sorte à ces émotions. Lorsque nous éliminons les toxines physiques, les toxines émotionnelles apparaissent. Il est possible de combiner les huiles essentielles pour correspondre à la fréquence des organes sains.

Ainsi, les huiles peuvent vous aider à sortir de la colère, à traverser un chagrin, et à vous propulser à un niveau de fréquence plus élevé.

Il existe une échelle émotionnelle avec une sorte de joie d'être au sommet.

La honte, la peur, le chagrin, la dépression font descendre au plus profond. Vous pouvez utiliser les huiles essentielles sur l'AnypsoAmplifier®, combiné à d'autres techniques reposant sur le son par exemple, pour simplement vous déplacer vers le haut de cette échelle émotionnelle.

Vous vous sentez mieux. Vous vous sentez plus heureux, et cela a également un impact sur votre corps physique.

Chaque système d'organe peut avoir une fréquence optimale et équilibrée qui mène à un état sain.

Nous appelons cela des fréquences de résonance.

Nous pouvons faire correspondre les huiles à certains systèmes corporels pour aider à optimiser la fréquence.

Un exemple…
La tanaisie annuelle est mon huile préférée pour gérer l'émotion de la colère. Tout comme la lavande.

Les couleurs ont aussi une fréquence, qui module une sorte de réponse histaminique. Et qui peut également moduler les émotions.

La couleur rose vous met dans la joie instantanée, et le cerveau a du mal à effectuer plusieurs tâches à la fois. Il est vraiment difficile de s'accrocher à la joie ou à la gratitude et en même temps s'accrocher à la colère et à la peur. Alors, il en choisit une. Il choisit la joie. Et ça laisse partir la colère.

L'helichrysum, qui stimule également le foie, est excellent pour le détoxifier. Tout comme la lavande, l'ylang-ylang, le géranium, le bois de santal.

La camomille et le cyprès, excellents pour dilater le système vasculaire.

Et pour agir sur le système nerveux autonome, sympathique et parasympathique, de manière à éviter l'anxiété, il est nécessaire de stimuler le nerf vague, là où il est le plus accessible. C'est-à-dire derrière le lobe de l'oreille à la surface de la peau. Cela aide votre corps à se reposer, à digérer pour que tout le reste fonctionne mieux.

En massant cet endroit avec de l'huile essentielle de clou de girofle, vous obtenez un résultat immédiat.

Assurez-vous donc que votre système endocrinien et vos surrénales ne produisent pas trop de cortisol et n'épuisent pas vos ressources, ce qui influerait négativement sur la modulation immunitaire.

Soutenir le système immunitaire et stimuler la fonction immunitaire est de la plus haute importance.

Les huiles essentielles suivantes le stimuleront : origan, thym, clou de girofle, eucalyptus et romarin.

Nous avons besoin d'huiles essentielles pour élever notre fréquence vibratoire, et nous aider à vibrer à une fréquence optimale.

Et leurs effets sont clairement amplifiés grâce à l'AnypsoAmplifier®.

Voir ici : bit.ly/anypsoampli

Je pense que la plupart des gens ne réalisent même pas quand ils ne sont pas en état de calme et de sécurité

Le système nerveux parasympathique contrôle vos fonctions automatiques telles que la respiration, la fréquence cardiaque, la digestion, la désintoxication, l'anti-inflammation et la fonction immunitaire.

Par exemple, lorsque quelqu'un vient de me dire quelque chose qui m'a vraiment bouleversé, je vais avoir une réaction de combat ou de fuite.

Alors, tout mon sang se précipite dans mes bras et mes jambes pour que je puisse fuir ou me battre.

Et il s'éloigne de la digestion, de la désintoxication. Je peux vivre cela comme une sorte de moment d'anxiété ou de colère.

Je pourrais ne pas avoir l'impression d'être totalement en contrôle de moi-même à ce moment-là.

Et de fait, je ne suis pas la meilleure version de moi-même.

Pour cela, il est nécessaire d'activer le système nerveux parasympathique.

La meilleure manière de le faire, c'est d'utiliser la respiration suivante, que j'appelle respiration 1-4-2.

Si on prend comme unité 5 secondes, cela donne :

- Inspirer sur un décompte de 5,
- Contenir sur un décompte de 20,
- Et expirer sur un décompte de 10.

Ainsi, l'expiration est plus longue que l'inspiration et c'est ce qui permet d'activer le système nerveux parasympathique.

Voir ici : bit.ly/appdusucces

CONCLUSION

Ce livre vous a permis de mieux comprendre le fonctionnement de cette machine extraordinaire qu'est le corps humain.

Prenez conscience que vous devez vous le réapproprier.

Même si beaucoup de choses semblent hors de notre contrôle en ce moment, nous pouvons nous rappeler que nous avons toujours le contrôle de nos pensées, de nos choix. Nous avons aussi le contrôle et la capacité de nous calmer pour que nous puissions être très réfléchis dans la façon dont nous réagissons aux choses.

Il est de notre responsabilité de prendre nos propres décisions et de passer à l'action pour reprendre le contrôle de notre vie, avec des actions simples à mettre en place en utilisant les ressources gratuites que je vous enseigne dans ce livre.

Et également des ressources payantes pour ceux qui veulent vraiment s'impliquer dans la reprise du pouvoir sur leur corps et leur vie.

Je vous souhaite de reprendre ces pouvoirs de manière à faire de votre vie un chef d'œuvre.

Je vous envoie mes plus hautes vibrations et peut-être nous croiserons-nous un jour sur une de mes conférences en ligne.

Terminé à Rarotonga, aux Îles Cook le 5 novembre 2021.

Jean-Luc NOE

A PROPOS DE L'AUTEUR

Jean-Luc NOE est un entrepreneur à succès, qui a possédé plusieurs sociétés, en France et à l'étranger, fin des années 90.

C'est après avoir été, avant cela, pendant plusieurs années, responsable du service défense et sécurité informatique d'une administration territoriale, qu'il a décidé de voler de ses propres ailes.

C'est ainsi qu'il a créé son premier cabinet de consultant informatique, suivi d'un cabinet de conseil en création de société et en sécurité d'entreprise, où il a pu aider des centaines de chefs d'entreprise à connaître le succès et à sécuriser leurs actifs.

Il a appliqué ses principes à lui-même et est devenu PDG de 7 sociétés en même temps, qui employaient 70 salariés et généraient chacune 3 Millions de CA annuel.

Après un sévère burn-out, il a, pratiquement du jour au lendemain, perdu ce qu'il avait mis des années à construire, et a été à 2 doigts du suicide.

Mais, grâce à un reste d'énergie, il a pu pas à pas remonter la pente.

Pour cela, il a cherché de nouvelles stratégies.

C'est ce qu'il a trouvé dans ce qu'il nomme « la foire au développement personnel et à la spiritualité » qui a duré plus de 20 ans et l'a mené dans les quatre coins du monde.

En cours de route, il a compris que ceux qui veulent aider les gens, parfois les envoient, par ignorance, directement dans le mur.

Et que les lobbies qui dirigent le monde sont loin de vouloir le bonheur de l'humanité, mais bien au contraire, conserver celle-ci en esclavage. Selon un plan qui se déroule inexorablement depuis parfois des centaines d'années.

Le seul moyen d'être moins impacté et de s'en détacher, étant de travailler sur son être profond afin de sortir de cette matrice infernale et d'enfin reprendre le pouvoir sur sa vie.

C'est ce qu'il fait concrètement en enseignant ses découvertes, après avoir passé avec succès en 2018 un master en Bioénergie.

Il fait bénéficier à ses 1700 élèves, à travers son académie A.I.M.E.® (academieaime.com), de ses découvertes qui l'ont conduit à enseigner la Science de l'Elévation Vibratoire, depuis 6 ans maintenant, en collaborant, entre autres, avec le Professeur Kraznahorkay, nominé au Prix Nobel de physique 2020, éminent chercheur en physique quantique.

Il permet aux plus sérieux et assidus de reprendre le pouvoir sur leurs vies et de se détacher définitivement de la matrice.

C'est devenu un consultant reconnu, notamment dans le paradis dans lequel il vit, en intervenant en conseil anti-obésité pour le gouvernement des Îles Cook.

Plus de 82 000 personnes reçoivent ses recommandations par email.

Devant l'ampleur du désastre mondial engendré par tous les dirigeants de la planète, il met ses connaissances de l'entreprise, couplées à ses connaissances des mécanismes qui permettent aux humains de sortir du marasme, à la disposition de ceux qui se rendent compte de l'ineptie du système actuel, qui veulent reprendre le pouvoir sur leurs vies, et continuer à prospérer malgré cet environnement contraire.

TEMOIGNAGES

Un grand merci à toutes les personnes qui ont pris le temps de partager leur ressenti après leur lecture. Car c'est bien vous qui me donnez l'énergie de continuer ma mission. Encore toute ma gratitude !

« J'ai vraiment aimé ton livre Il nous apprend comment notre corps fonctionne, que nous sommes énergie et vibrations, il va dans les détails, pour nous permettre de comprendre et de modifier nos comportements. C'est un livre captivant » Claudine C.

« Un grand merci pour ce cadeau qui nous aide à mieux comprendre la bioénergie de notre corps et qui donne de bons conseils pour se remettre à la terre » Marie B.

« Je viens littéralement de dévorer ton livre ▢Merci, j'ai beaucoup apprécié, public averti ou bien déjà ouvert, mais tu expliques bien pour les personnes qui doutent encore ou

se posent des questions perdues dans la frustration de l'inconnu. » Mikael G.

« Riche et Intense lecture. Je te confirme que ce livre est tout à fait abordable, langage vulgarisé, termes simples, logique énergétique fluide. J'approuve à 1000% le sujet des pouvoirs de guérison qu'offre le vibratoire sonore, les hautes fréquences vibratoires. » Cécilia R.

« Toute une thérapie insoupçonnée, électricité, champ magnétique, ondes sonores, attirance d'électrons, fonctionnement des nerfs. » Christian C.

« Ce livre est bien expliqué et ça peut nous aider à mieux comprendre nos actions et l'influence subie à notre insu pour certaines décisions que l'on croit être libre de décider. » Marie-Odile V.

« Ton livre est une mine d'or ; tu parles de tout, L'Energie ; la lumière, l'électricité, le Magnétisme, l'électromagnétisme, les Ondes,

les Vibrations, ...Le système lymphatique, le système Sympathique et para sympathique......Pour moi c'est le livre le plus complet que j'ai eu l'occasion de lire et que je veux mettre en pratique, encore merci Jean Luc » André Z.

« Je viens de lire ton nouveau livre et pour moi ça sonne juste. Je pense sincèrement qu'il faut prendre le corps dans sa globalité et que tout dans ce monde est énergie plus ou moins dense. Notre corps est notre véhicule sur terre et il faut en prendre soin, c'est notre allié notre meilleur ami. Bravo Jean Luc ! continue ton travail c'est important d'aider un max de personnes à sortir de ce merdier. Merci pour tes partages et surtout on ne lâche rien !!! » Nicole M.

« Enfin un livre qui m'embarque sur ce qu'est la bioénergie avec des explications claires précises et qui suivent une chronologie par le détail de chaque mot sur ce vaste sujet de l'Energie. Une fois ces fondements posés on peut bâtir notre propre stratégie pour avancer vers notre santé parfaite et reprendre notre pouvoir. C'est

magnétique nous prenons conscience de cette extraordinaire machine intérieure qui est la nôtre. Ce livre nous guide tout simplement vers l'amour de qui nous sommes et réveille notre volonté d'agir en conscience. Merci jean Luc pour ce livre » Lynn A.

« Ce texte est tout à fait abordable pour tous, il se lit avec beaucoup de plaisir tant l'écriture est fluide. Il m'a permis de caler en quelque sorte mes connaissances éparses, qui étaient comme un puzzle. » Christine A.

« Merci pour ce merveilleux partage de ton nouveau livre "La maîtrise bioénergétique du corps". C'est avec grand intérêt que j'ai commencé à le lire, pour finalement le dévorer tant son contenu est précieux d'informations que tout au fond de moi je savais...Le corps humain est une "machine" fantastique ! C'est un mini-Univers à l'intérieur de nous et tout y est indispensable. C'est juste merveilleux d'en prendre conscience et connaissance surtout. » Véronique M.

« Ton livre est très bien, super ! Et comme toujours dans la sagesse, en utilisant des mots à hautes fréquences vibratoires et abordable par toutes et tous. Bien sûr il existe des formules "scientifiques » (de Lorentz, Maxwell ...) que tu connais et as déjà mis dans tes présentations, concernant les ondes électriques + magnétiques donc électromagnétiques. Ces formules sont très courtes et condensées, mais pas compréhensibles par tout le monde. Alors que ton livre, lui, est très abordable pour tout le monde. » Valéry B.

« Merci pour ce nouveau livre. J'ai apprécié ta conception de l'homme et du corps comme un tout énergétique qui n'obéit pas uniquement à des mécanismes physico-chimiques. C'est une énergie électro-magnétique et éthérique qui agit dans notre organisme. Cela donne effectivement une façon de prendre soin de soi. Merci pour ce livre que je recommanderais, qui donne des perspectives de rétablissement de la santé. » Bernard L.

*« Merci beaucoup pour votre nouveau livre. Vous savez mettre des mots simples sur des choses compliquées. Je vous suis depuis quelques temps déjà et j'adhère totalement à vos idées.
Et encore un grand bravo. »* Christiane R.

« Je viens de lire ton nouveau livre et pour moi ça sonne juste. Je pense sincèrement qu'il faut prendre le corps dans sa globalité et que tout dans ce monde est énergie plus ou moins dense. Notre corps est notre véhicule sur terre et il faut en prendre soin, c'est notre allié, notre meilleur ami et personne ne sait mieux que nous-même ce qui est bon pour nous (malgré ce que certains veulent nous faire croire). Nicole M.

« Simple, efficace et précis. Ce livre est la suite logique pour parfaire son élévation vibratoire en comprenant davantage le fonctionnement de cette magique œuvre d'art unique, qu'est le corps humain. » Jérémy D.

« Je savais combien est compliquée la mécanique de mon corps, mais j'ai pris conscience à la lecture de ce livre, de son hypercomplexité intelligente et de son désir incommensurable de me garder vivante et en bonne santé. Cette leçon formidable m'a donné l'envie de le respecter, d'en faire un devoir, de lui apporter ce dont il a besoin, de faire en sorte qu'il ne manque de rien et de l'entretenir au quotidien. » Edith M.

« Je me demandais en commençant la lecture si le fait que ce livre soit plus scientifique que les autres ne me le rendrait pas trop ardu à comprendre, mais dès le début j'ai trouvé ce sujet vraiment passionnant et accessible ! » Sophie P.

*« Honnêtement, ce livre est un indispensable à avoir dans sa bibliothèque. J'en reprends même actuellement la lecture pour bien l'assimiler. L'auteur explique de manière simple et fascinante comment fonctionne réellement notre corps au niveau vibratoire sans tourner

autour du pot. C'est à mon avis un ouvrage indispensable pour traverser cette période tumultueuse avec sérénité. Et, bonus très appréciable, l'auteur ne nous abandonne pas dans la nature, car il nous enseigne avec exactitude une méthode 100% pratique à appliquer au quotidien pour résoudre nos challenges personnels. » Michael L.

« *Sincèrement ce livre arrive au bon moment, dans cette société ou l'humain cherche des repères pour avancer. Il est très précis et concis, je trouve qu'il est très simple à lire, les termes employés sont faciles à comprendre. Toutes mes félicitations. Que ce bouquin puisse faire le bonheur de tous ceux et celles qui sont à la recherche du fonctionnement du corps humain sur le plan quantique.* » Migline B.

Printed in France by Amazon
Brétigny-sur-Orge, FR

14590256R00087